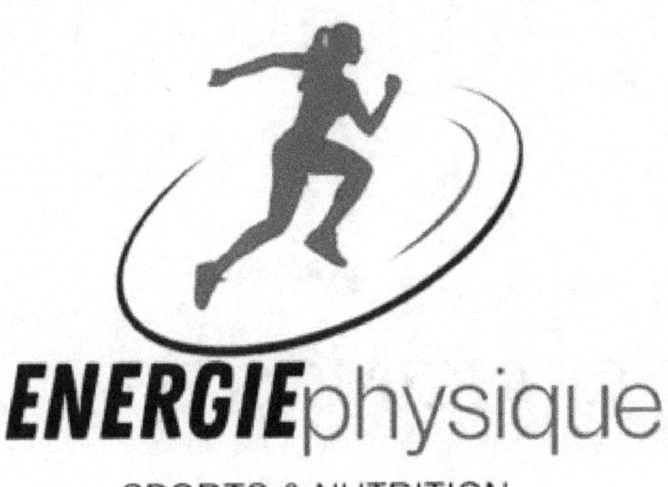



# ALIMENTATION DE CHAMPION

# MÓDULO 1

---

# EL

# PRINCIPIOS DE

# BASE DE LA

# NUTRICIÓN

# RESUMEN

## 01

Objetivos e importancia de
Nutrición

## 02

Termodinámica y Energía:
Fundamentos e implicaciones
para los deportistas

## 03

Metabolismo y necesidades

Energía: Entendiendo la
Fundamentos del rendimiento

Atlético

# 04

## Implicaciones para la nutrición Deportista: un entendimiento Esencial para la optimización del rendimiento

# 05

## Implicaciones para la nutrición Deportista: un entendimiento Esencial para la optimización del rendimiento

# 06

## Planificación de comidas para deportistas: optimización Nutrición para el rendimiento

# 07

Desafíos y mitos sobre la nutrición
Deportes: desmitificando el camino
hacia el rendimiento

Óptimo

# OBJETIVOS

# IMPORTANCIA DE

# NUTRICIÓN

La nutrición es un pilar fundamental del rendimiento deportivo.
Se encuentra en el cruce entre la ciencia, la salud y el
deportista, influyendo en todos los aspectos del entrenamiento
y la competición. Para comprender plenamente su importancia,
es fundamental examinar sus múltiples facetas y su impacto
en el deportista.

### Papel crucial de la nutrición en el rendimiento
### Atlético

Todo deportista, ya sea aficionado o profesional, se
esfuerza por alcanzar su máximo potencial. Requiere
un entrenamiento riguroso, una determinación inquebrantable y
una nutrición óptima. La nutrición proporciona la energía
necesaria para entrenar, recuperarse y, en última
instancia, rendir. Sin una nutrición adecuada, incluso el
atleta más talentoso y entrenado puede experimentar una
disminución en su rendimiento.

La energía es el combustible del cuerpo. Proviene de los
alimentos que comemos, que luego se descomponen en
nutrientes utilizables. Estos nutrientes alimentan nuestros
músculos, respaldan nuestras funciones corporales
esenciales y nos permiten movernos, pensar y actuar. En
el contexto deportivo, la energía es fundamental para soportar
el esfuerzo físico intenso y prolongado.

Pero la nutrición es algo más que simplemente proporcionar energía.
También juega un papel crucial en la recuperación después del
ejercicio. Los músculos utilizados durante el entrenamiento
necesitan nutrientes para repararse y fortalecerse. Una nutrición
adecuada puede acelerar este proceso, reduciendo el tiempo
de recuperación y minimizando el riesgo de lesiones.

Prevención de lesiones a través de la nutrición

Las lesiones son la pesadilla de todo deportista. Ellas
puede dificultar la progresión, reducir el rendimiento y, en los casos
más graves, poner fin a una carrera. Si bien muchos factores
contribuyen al riesgo de lesiones, la nutrición es uno de los pocos que
los atletas pueden controlar directamente.

Los huesos, tendones, ligamentos y músculos necesitan nutrientes
específicos para mantenerse fuertes y funcionales. El calcio y la
vitamina D, por ejemplo, son esenciales para la salud ósea. La
proteína es crucial para la reparación y el crecimiento muscular. Al
proporcionar al cuerpo los nutrientes que necesita, los
deportistas pueden fortalecer estas estructuras y reducir el riesgo de
lesiones.

Necesidades nutricionales específicas de los deportistas

Todo el mundo necesita una dieta equilibrada para mantenerse
sano. Sin embargo, los deportistas tienen sus propias necesidades
nutricionales. Debido a la intensidad y frecuencia de sus entrenamientos,
necesitan más calorías, proteínas y ciertos nutrientes que la población
general.

Los carbohidratos son especialmente importantes para los deportistas.
Son la principal fuente de energía del cuerpo durante el ejercicio de
alta intensidad. Sin una ingesta suficiente de carbohidratos, los
atletas pueden sentirse cansados, letárgicos e incapaces de
mantener su nivel de rendimiento.

La proteína también es esencial. Apoyan el crecimiento
y la reparación de los músculos, ayudan a la recuperación
después del ejercicio e incluso pueden proporcionar
energía cuando es necesario. Los atletas necesitan más
proteínas que la población general para respaldar estas
funciones.

Por último, las grasas también desempeñan un papel en
la nutrición deportiva. Aunque a menudo se
demoniza, la grasa es una fuente esencial de energía,
especialmente durante el ejercicio de baja intensidad y larga
duración.

# TERMODINÁMICA Y ENERGÍA: FUNDAMENTOS E IMPLICACIONES PARA LOS ATLETAS

La termodinámica es una rama de la física que estudia las leyes que rigen las transferencias de energía y las transformaciones de una forma de energía a otra. Aunque este campo pueda parecer alejado del mundo del deporte, en realidad está en el corazón del rendimiento deportivo. Cada movimiento, cada esfuerzo y cada recuperación se basa en principios termodinámicos.

Los fundamentos de la termodinámica

La termodinámica se basa en varias leyes fundamentales que describen cómo se conserva, transfiere y transforma la energía. Estas leyes son universales y se aplican a todos los sistemas, ya sea un motor de combustión, una estrella lejana o un deportista en pleno ejercicio.

La primera ley, a menudo llamada ley de conservación de la energía, establece que la energía no se puede crear ni destruir, sólo transformarse de una forma a otra. Para los deportistas, esto significa que la energía que consumen en forma de alimentos se convierte en

energía mecánica, térmica y química para sustentar sus actividades.

La segunda ley es más sutil. Se trata de entropía, una medida
de desorden o dispersión de energía.
Según esta ley, la entropía de un sistema aislado sólo puede
aumentar, lo que significa que la energía tiende a dispersarse y
volverse menos utilizable con el tiempo.
Para los deportistas, esto tiene implicaciones para la
recuperación y la fatiga.

Energía: combustible para el rendimiento deportivo

La energía es el combustible para el rendimiento.
Proviene de los alimentos que comemos, que se descomponen
en nutrientes y se transforman en ATP, la principal moneda
energética del cuerpo. El ATP impulsa cada contracción muscular,
cada latido del corazón y cada pensamiento.

Los deportistas tienen mayores necesidades energéticas
debido a la intensidad de sus entrenamientos y competiciones.
Por lo tanto, deben asegurarse de consumir suficientes
calorías para respaldar sus actividades.
Sin embargo, no todas las calorías son iguales. Los
carbohidratos, las proteínas y las grasas proporcionan
energía, pero a diferentes ritmos y mediante diferentes
mecanismos.

Implicaciones para la nutrición deportiva

La termodinámica tiene implicaciones directas para la nutrición
deportiva. Los atletas no sólo necesitan consumir suficientes
calorías para satisfacer sus necesidades energéticas, sino que
también deben asegurarse de que esas calorías provengan de
fuentes de alta calidad.

Los carbohidratos son la principal fuente de energía para el ejercicio de alta intensidad. Se almacenan en los músculos y el hígado en forma de glucógeno y están rápidamente disponibles cuando aumenta la intensidad.

Los lípidos, por otro lado, proporcionan una fuente de energía más lenta pero más sostenible, especialmente para ejercicios de baja intensidad y larga duración.

La proteína, aunque no suele ser una fuente de energía primaria, es esencial para la reparación y el crecimiento muscular.

# ME TABOLISMO Y NECESIDADES ENERGÉTICAS: ENTENDIENDO LAS FUNDAMENTOS DEL DESEMPEÑO ATLÉTICO

El metabolismo es el motor que impulsa el cuerpo humano. Estas son todas las reacciones químicas que ocurren en nuestras células para mantener la vida. Estas reacciones transforman los nutrientes que consumimos en energía, lo que permite que nuestros músculos se contraigan, que nuestro corazón lata y que nuestro cerebro funcione. Para los atletas, comprender el metabolismo y las necesidades energéticas es esencial para optimizar el rendimiento y la recuperación.

Metabolismo explicado

El metabolismo se puede dividir en dos categorías principales: catabolismo y anabolismo. El catabolismo implica la descomposición de moléculas para producir energía. Por ejemplo, durante la digestión, los alimentos se descomponen en moléculas más pequeñas, como los carbohidratos, en glucosa, que luego puede usarse para producir energía.

El anabolismo, por otro lado, utiliza esta energía para construir y reparar células. Esto incluye la síntesis de nuevas proteínas para el crecimiento y la reparación muscular, la producción de nuevas células y la síntesis de hormonas y otras moléculas esenciales.

El Metabolismo Basal (TMB) es la cantidad de energía que el cuerpo
necesita en reposo para mantener funciones vitales, como la
respiración, la circulación sanguínea y la regulación de la
temperatura. La MB está influenciada por varios factores, incluida
la edad, el sexo, la genética y la composición corporal.

Necesidades energéticas de los deportistas

Los atletas tienen necesidades energéticas únicas. Además del
MB, también hay que tener en cuenta la energía gastada
durante el entrenamiento y la competición. Este gasto
energético puede variar considerablemente en función de la
intensidad y duración de la actividad, así como del tipo de
deporte practicado.
Para optimizar el rendimiento, es fundamental que los deportistas
consuman suficientes calorías para cubrir sus necesidades
energéticas. Un consumo insuficiente puede provocar
fatiga prematura, una recuperación más lenta y un mayor riesgo de
lesiones.

Los carbohidratos son la principal fuente de energía para el ejercicio
de alta intensidad. Se almacenan en el
músculos e hígado en forma de glucógeno y están rápidamente
disponibles cuando aumenta la intensidad.
Los lípidos proporcionan una fuente de energía más lenta pero
más sostenible, especialmente para ejercicios de baja intensidad y
larga duración. La proteína, aunque no suele ser una fuente de
energía primaria, es esencial para la reparación y el
crecimiento muscular.

Equilibrar la ingesta y el gasto de energía

Para mantener un peso estable, la ingesta energética
(calorías consumidas) debe equilibrarse con el gasto
energético (calorías quemadas). Si un deportista consume
más calorías de las que gasta, aumentará de peso. Por el
contrario, si gasta más calorías de las que consume, perderá
peso.
Para los deportistas, este equilibrio es crucial. El aumento
excesivo de peso puede reducir el rendimiento, especialmente
en deportes donde la relación potencia-peso es
importante. La pérdida excesiva de peso puede reducir la masa
muscular, debilitar el sistema inmunológico y aumentar el
riesgo de lesiones.

# IMPLICACIONES PARA EL NUTRICIÓN DEPORTIVA: A ENTENDIMIENTOESENCIAL PARA OPTIMIZACIÓN DEL RENDIMIENTO

La nutrición deportiva es un campo complejo que engloba multitud de factores, desde la fisiología básica hasta la bioquímica avanzada. Para los atletas, es esencial comprender las implicaciones de la nutrición en su rendimiento, recuperación y salud general. Esto va mucho más allá de simplemente consumir calorías; se trata de proporcionar al cuerpo los nutrientes adecuados, en el momento adecuado, para respaldar niveles óptimos de rendimiento.

La nutrición como combustible

En el corazón de la nutrición deportiva se encuentra la noción de los alimentos como combustible. Los atletas necesitan Energía para entrenar, competir y recuperarse. Esta energía proviene de los alimentos que consumen, en particular de los carbohidratos, las proteínas y las grasas.

- Carbohidratos: Son la principal fuente de energía rápida para el ejercicio de alta intensidad. Los carbohidratos se almacenan en los músculos y el hígado como glucógeno, que puede convertirse rápidamente en glucosa para proporcionar energía durante el ejercicio.

- Proteínas: Son esenciales para la reparación y el crecimiento muscular. Después del ejercicio intenso, los músculos se dañan y necesitan proteínas para repararse.

- Lípidos: Proporcionan una fuente de energía más lenta y duradera, ideal para ejercicios de resistencia de larga duración.

## Hidratación y electrolitos

El agua es un elemento que a menudo se pasa por alto pero
que es absolutamente vital para el rendimiento deportivo.
Incluso una deshidratación leve puede tener un impacto
significativo en el rendimiento, provocando fatiga prematura,
calambres y reducción de la capacidad de trabajo. Los electrolitos,
como el sodio, el potasio y el cloruro, desempeñan un
papel crucial en el mantenimiento del equilibrio de líquidos
y la función muscular.

### Micronutrientes y rendimiento

Las vitaminas y los minerales, aunque no proporcionan energía
directamente, desempeñan un papel crucial en muchos
procesos metabólicos que favorecen el rendimiento deportivo.
Por ejemplo, el hierro es esencial para transportar oxígeno en la
sangre, el calcio y la vitamina D son cruciales para la salud
ósea, y los antioxidantes como la vitamina C y la vitamina E
ayudan a proteger las células del daño.

## Planificación de comidas y calendario nutricional

El momento del consumo de alimentos puede tener un impacto
significativo en el rendimiento y la recuperación.
Comer una comida rica en carbohidratos antes de hacer
ejercicio puede proporcionar la energía necesaria para
mantener un esfuerzo intenso. Después del
entrenamiento, consumir proteínas y carbohidratos puede
ayudar a reponer las reservas de glucógeno y reparar los
músculos dañados.

## Suplementos y rendimiento

El mercado de suplementos deportivos es amplio y abarca desde proteínas en polvo hasta preparaciones previas al entrenamiento, pasando por vitaminas y minerales. Si bien algunos pueden ofrecer beneficios reales en términos de rendimiento y recuperación, es fundamental elegirlos sabiamente y conocer su eficacia y seguridad.

## Retos de la nutrición deportiva

La nutrición deportiva es un campo en constante evolución, con nuevas investigaciones y descubrimientos surgiendo. Los atletas a menudo se enfrentan a información contradictoria y deben estar preparados para separar el mito de la realidad.

# HIDRATACIÓN

# RENDIMIENTO DEPORTIVO: VITAL IMPORTANCIA EAUPOURL ATLETA

La hidratación a menudo se subestima en el mundo del deporte, pero juega un papel crucial en el rendimiento, la recuperación y la salud general de un atleta. El agua es el componente principal del cuerpo humano, representando aproximadamente el 60% de su peso total.

Es esencial para casi todas las funciones corporales, desde la regulación de la temperatura hasta la digestión y el transporte de nutrientes.

Para los atletas, una hidratación adecuada puede significar la diferencia entre un rendimiento óptimo y un fracaso prematuro.

Las funciones del agua en el cuerpo

El agua es el disolvente universal del cuerpo y facilita el transporte de nutrientes, hormonas y desechos.

También juega un papel crucial en la regulación de la temperatura corporal. Durante el ejercicio intenso, los músculos producen calor, lo que aumenta la temperatura interna. Para compensar, el cuerpo suda liberando calor en forma de vapor de agua. Sin una hidratación adecuada, este mecanismo de enfriamiento puede verse comprometido, poniendo en riesgo al deportista.

La deshidratación y sus efectos sobre el rendimiento

La deshidratación ocurre cuando la pérdida de agua del
cuerpo excede su ingesta. Incluso una
deshidratación leve, de tan solo el 2% del peso
corporal, puede tener un impacto significativo en el
rendimiento deportivo. Los síntomas pueden incluir fatiga
prematura, calambres musculares, mareos y disminución de la
coordinación.

A medida que empeora la deshidratación, aumenta el riesgo de
sufrir un golpe de calor, una afección
potencialmente mortal en la que el cuerpo no puede regular
su temperatura. Atletas que entrenan o compiten en condiciones
cálidas y húmedas.

están particularmente en riesgo.

Estrategias de hidratación para deportistas

La clave de la hidratación es la prevención. Los atletas
deben comenzar su entrenamiento o
Competición bien hidratada. Esto significa beber
regularmente durante el día, no sólo antes o durante el ejercicio.

Durante el ejercicio, la cantidad de agua necesaria depende de
muchos factores, incluida la intensidad de la actividad, la
temperatura ambiente y la tasa de sudoración del individuo.
Como regla general, los atletas deben intentar beber cada 10 a
20 minutos durante la actividad.
Después del ejercicio, es fundamental reponer los líquidos
perdidos. Una buena regla general es beber 1,5 litros de agua
por cada kilogramo de peso perdido durante la actividad.

Electrolitos y rendimiento

El agua no es la única preocupación cuando se trata de
hidratación. Los electrolitos, como el sodio, el potasio y el
cloruro, son esenciales para mantener el equilibrio de líquidos y
la función muscular. Al sudar, estos electrolitos se pierden
además del agua, y su desequilibrio puede provocar
calambres, debilidad y, en casos graves, problemas cardíacos.

Muchas bebidas deportivas contienen electrolitos para ayudar
a reponerlos.
Sin embargo, es fundamental elegir una bebida adecuada
a la intensidad y duración del ejercicio, así como a las
condiciones ambientales.

# PLANIFICACIÓN DE COMIDAS PARAATLETAS:

## OPTIMIZAR LA NUTRICIÓN RENDIMIENTO

Planificación de comidas para deportistas: optimización
Nutrición para el rendimiento

La nutrición es un elemento clave del rendimiento
deportivo. Para los atletas, la planificación de comidas es algo
más que comer sano; se trata de proporcionar al cuerpo los
nutrientes adecuados, en el momento adecuado, para
apoyar el entrenamiento, la competición y la
recuperación. Una planificación de comidas eficaz puede
ayudar a los atletas a alcanzar sus objetivos, ya sea
mejorar la fuerza, la resistencia, la composición corporal o la
salud en general.

Los conceptos básicos de la planificación de comidas

La planificación de las comidas para deportistas se basa en
varios principios fundamentales:

- Equilibra los macronutrientes: Los carbohidratos, las
  proteínas y las grasas son los tres macronutrientes esenciales.
  Los carbohidratos proporcionan energía rápida, las
  proteínas apoyan el crecimiento y la reparación de los
  músculos y las grasas proporcionan una fuente de energía
  duradera.
- Hidratación: Como se mencionó anteriormente, la
  hidratación es vital. Los atletas deben asegurarse de beber
  suficiente agua durante el día y reponer los electrolitos
  perdidos durante el ejercicio.

- Micronutrientes: vitaminas y minerales.

  desempeñan un papel crucial en muchos procesos metabólicos. Una dieta equilibrada y variada puede ayudar a garantizar una ingesta adecuada de micronutrientes esenciales.

Planificación de la formación

El horario de las comidas en relación con el entrenamiento es fundamental para optimizar el rendimiento y la recuperación.

- Antes del entrenamiento : Una comida rica en carbohidratos 2-3 horas antes del entrenamiento puede aportar la energía necesaria. Evite los alimentos demasiado grasos o demasiado fibrosos, ya que pueden provocar molestias digestivas.
- Durante el entrenamiento: Para sesiones prolongadas, las bebidas deportivas que contengan carbohidratos y electrolitos pueden resultar beneficiosas.
- Post-entrenamiento: una comida o refrigerio que combine carbohidratos y proteínas dentro de los 30 minutos posteriores al entrenamiento puede ayudar a reponer las reservas de glucógeno y reparar los músculos.

Adaptación a la Disciplina Deportiva Cada deporte tiene sus propios requerimientos nutricionales. Un corredor de maratón tendrá necesidades diferentes a las de un levantador de pesas o gimnasta.

- Deportes de resistencia: estos atletas requieren grandes cantidades de carbohidratos para alimentar sus largas sesiones de entrenamiento.
- Deportes de fuerza: estos atletas pueden requerir una mayor ingesta de proteínas para apoyar el crecimiento y la reparación muscular.
- Deportes de equipo: Estos deportistas pueden necesitar un equilibrio de hidratos de carbono y proteínas, con especial atención a la hidratación debido a las variaciones de intensidad durante el juego.

- Desafíos de la planificación de comidas

La planificación de las comidas para los deportistas puede
resultar compleja. Los viajes, las competiciones en el extranjero,
las restricciones dietéticas y las preferencias personales pueden
influir en la elección de alimentos. Trabajar con un nutricionista
deportivo puede ayudar a desarrollar un plan adaptado a las
necesidades individuales del atleta.

# DESAFÍO Y MITOS
# NUTRICIONES DEPORTIVAS:
# DESMITIFICAR TODO
## RENDIMIENTO ÓPTIMO

La nutrición deportiva es un campo en constante
evolución, con nuevas investigaciones emergentes y tendencias
cambiantes. Sin embargo, esta evolución conlleva una serie
de desafíos y mitos que pueden desdibujar la línea entre
la ciencia fáctica y las ideas falsamente aceptadas. Para los
atletas, desacreditar estos mitos y superar estos desafíos
es esencial para lograr un rendimiento óptimo.

Desafíos de la sobrecarga de

- información sobre nutrición deportiva: con un fácil
  acceso a la información a través de Internet, los atletas a
  menudo se ven abrumados por una multitud de
  consejos nutricionales, a menudo contradictorios.
- Tendencias dietéticas: Las dietas como la cetogénica, paleo
  o vegana pueden ser populares, pero ¿son adecuadas
  para todos los atletas? Discernir la moda de la función es
  un desafío constante.
- Suplementos: El mercado de suplementos es grande y puede
  resultar difícil determinar qué productos son beneficiosos,
  cuáles son inútiles y cuáles incluso pueden ser
  perjudiciales.
- Restricciones dietéticas: las alergias, las
  intolerancias o las elecciones dietéticas personales
  pueden hacer que la planificación de las comidas
  sea más compleja.

Mitos comunes sobre la nutrición deportiva

- Más proteína = más músculo: aunque la proteína es
  esencial para el crecimiento y la reparación de los músculos,
  existe un límite en la cantidad que el cuerpo puede utilizar.
  Consumir cantidades excesivas no acelerará el crecimiento
  muscular y podría ejercer una presión innecesaria sobre los
  riñones.
- Los carbohidratos engordan: Los carbohidratos son
  la principal fuente de energía del cuerpo, especialmente
  durante el ejercicio de alta intensidad. Evitar los
  carbohidratos puede comprometer el rendimiento y la
  recuperación.
- Los suplementos pueden sustituir una mala alimentación:
  Aunque algunos suplementos pueden ser
  beneficiosos, nunca deben considerarse un sustituto de una
  dieta.

  equilibrado y rico en nutrientes.
- El agua es el único hidratante necesario: para el
  ejercicio prolongado o intenso, pueden ser necesarias
  bebidas que contengan electrolitos para reemplazar las sales
  perdidas con el sudor.
- Comer tarde en la noche hace ganar peso: son las
  calorías totales consumidas, no la hora del día, las que
  determinan el aumento o la pérdida de peso.

Navegando desafíos y mitos

- Educación: Los atletas deben educarse utilizando
  fuentes confiables y basadas en evidencia. Trabajar con
  nutricionistas o dietistas deportivos puede ayudar a
  desmitificar la confusión.

- Escuche a su cuerpo: cada deportista es único. Lo que
  funciona para uno puede no funcionar para otro. Es
  fundamental escuchar a tu cuerpo y ajustar tu dieta
  en consecuencia.
- Manténgase actualizado: la investigación sobre nutrición deportiva está
  en constante evolución. Manténgase informado sobre las últimas novedades

  Los descubrimientos pueden ayudarle a tomar decisiones informadas.

La nutrición deportiva es un campo complejo, lleno de desafíos y mitos. Para los atletas, navegar por este panorama puede resultar confuso, pero con educación, conocimiento y un enfoque basado en evidencia, pueden optimizar su nutrición para lograr el máximo rendimiento. En última instancia, una dieta equilibrada, adaptada a las necesidades individuales del deportista, es la clave del éxito.

# CONCLUSIÓN :

La nutrición deportiva es un pilar esencial del rendimiento
deportivo, que influye no sólo en la capacidad de un individuo
para entrenar y competir, sino también en su recuperación y salud
general. A lo largo de los años, las investigaciones han destacado la
importancia de una dieta equilibrada, una hidratación
adecuada y una suplementación sensata para satisfacer las
necesidades específicas de los deportistas. Sin embargo, con la
abundancia de información disponible, los atletas a menudo
enfrentan desafíos para desenmarañar los mitos de la realidad.

Perspectiva del futuro:

- Personalización de la Nutrición: Con avances

  Gracias a la genómica y la biotecnología, es probable
  que la nutrición deportiva sea cada vez más personalizada.
  Los atletas pueden ser capaces de
  obtener recomendaciones nutricionales

  basándose en su propia genética, metabolismo y microbioma.

- Tecnología y seguimiento: Los dispositivos portátiles y las
  aplicaciones de seguimiento de la nutrición probablemente
  serán más avanzados y proporcionarán a los atletas información
  en tiempo real sobre su estado de hidratación,
  niveles de electrolitos e incluso metabolismo.

- Investigación de suplementos: a medida que el mercado de
  suplementos continúa creciendo, es probable que la investigación
  se centre en validar la eficacia de nuevos productos, así
  como la seguridad a largo plazo de los suplementos
  populares.
- Nutrición sostenible: con una creciente conciencia sobre los
  problemas ambientales, la investigación puede recurrir a
  fuentes más sostenibles de proteínas y otros nutrientes,
  como proteínas de origen vegetal o alimentos cultivados en
  laboratorio.

- Recuperación y salud mental: Más allá del rendimiento físico, la nutrición deportiva también podría centrarse más en la recuperación mental y emocional, reconociendo el papel que juega la nutrición en la salud mental de los deportistas.

En conclusión, la nutrición deportiva es un campo dinámico y en constante evolución. Si bien los principios fundamentales siguen siendo los mismos, los avances tecnológicos y científicos ofrecen oportunidades interesantes para una mejor comprensión y optimización de la nutrición de todos los atletas. La clave del éxito reside en

educación continua, adaptabilidad y un enfoque holístico que considere al deportista como un todo, tanto física como mentalmente.

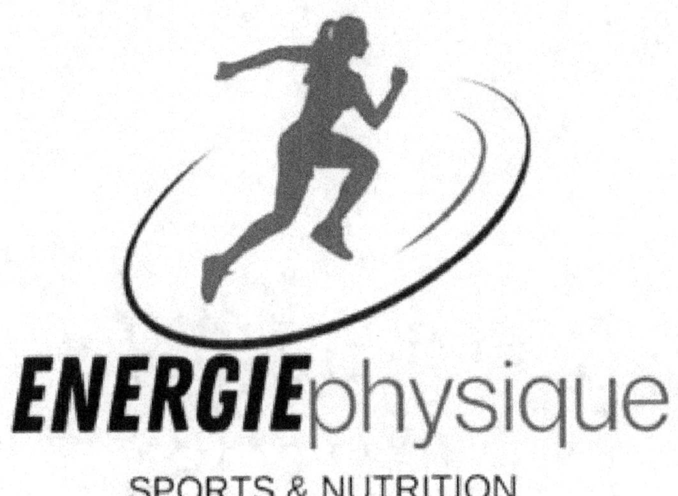


# ALIMENTATION DE CHAMPION

# MÓDULO 2

---

# EVOLUCIÓN

# ALIMENTOS

# Y DE LA

# RENDIMIENTO

# RESUMEN

---

## 01

Principios fundamentales de
Nutrición deportiva:

## 02

La Esencia de la Vida: Agua:

•

## 03

Estrategias de hidratación para
deportistas:

# PRINCIPIOS FUNDAMENTOS DELANUTRICIÓN ATLÉTICO:

La Alquimia de la Nutrición Atlética:

La nutrición deportiva es una ciencia compleja que fusiona la biología, la química y la fisiología para optimizar el rendimiento deportivo. No se limita al simple consumo de calorías; Implica una comprensión profunda de cómo cada nutriente influye en el cuerpo, particularmente en el contexto de la actividad física.

El combustible del rendimiento:

Así como un automóvil necesita combustible para funcionar, el cuerpo necesita nutrientes para funcionar. Los carbohidratos, proteínas y grasas son los principales macronutrientes que aportan energía. Sin embargo, la cantidad, el tipo y el momento de su consumo pueden influir mucho en el rendimiento.

Hidratación: más que solo agua:

A menudo se pasa por alto el agua en los debates sobre
nutrición. Sin embargo, es esencial para casi todas las funciones
biológicas. Los atletas, en particular, corren riesgo de
deshidratación, lo que puede reducir el rendimiento y aumentar
el riesgo de lesiones.
Micronutrientes: los héroes anónimos:

Las vitaminas y minerales, aunque necesarios en pequeñas
cantidades, desempeñan un papel crucial en el
rendimiento deportivo. Participan en multitud de reacciones
bioquímicas, apoyan el sistema inmunológico y ayudan en la
producción de energía.

La simbiosis de alimentación y formación:

Dieta y entrenamiento van de la mano. Una nutrición
adecuada puede mejorar la eficacia del entrenamiento,
mientras que el entrenamiento intensivo puede aumentar las
necesidades nutricionales. Los deportistas deben ser conscientes
de esta relación simbiótica y ajustar su dieta en consecuencia.

# I ESENCIA DE LA VIDA: L AGUA :

Agua: El Solvente Universal:

El agua, a menudo llamada el disolvente universal, es
esencial para la vida. Desempeña un papel crucial en
casi todas las funciones biológicas, desde la digestión hasta la
regulación de la temperatura corporal. Sin agua, la vida tal como
la conocemos no sería posible.

La importancia de la hidratación:

La hidratación es esencial para la salud y el rendimiento.
Incluso una deshidratación leve puede tener efectos adversos,
que van desde fatiga hasta problemas más graves como un
golpe de calor.
Para los deportistas, una hidratación adecuada es aún más
crucial. Puede influir en todo, desde la fuerza muscular
hasta la resistencia.

Desafíos de hidratación para los atletas:

Los atletas enfrentan desafíos de hidratación únicos. El
entrenamiento intenso, especialmente en condiciones de
calor y humedad, puede provocar una pérdida significativa de
líquidos. Además, muchos atletas no sienten sed hasta que ya
están ligeramente deshidratados, lo que puede dificultar aún más
hidratarse adecuadamente.

Electrolitos: más que solo sal:

Cuando la mayoría de la gente piensa en electrolitos, piensa en sodio. Sin embargo, el cuerpo necesita muchos otros electrolitos, incluidos el potasio, el calcio y el magnesio, para funcionar correctamente. Estos minerales desempeñan un papel clave en todo, desde la contracción muscular hasta la transmisión nerviosa.

El impacto de la deshidratación en el rendimiento: La deshidratación puede tener un impacto significativo en el rendimiento deportivo. Puede reducir la fuerza muscular, la resistencia y la coordinación. Además, puede aumentar el riesgo de sufrir calambres, insolación y otros problemas relacionados con el calor.

Estrategias de hidratación para deportistas:

Para mantenerse hidratados, los deportistas necesitan beber agua regularmente durante el día, no sólo durante el entrenamiento. Las bebidas deportivas, que contienen electrolitos y carbohidratos, pueden resultar beneficiosas durante largas sesiones de entrenamiento o competiciones.

# ESTRATEGIAS D HIDRATACIÓN PARA DEPORTISTAS:

El arte de la hidratación:

La hidratación es más que solo beber agua. Es un equilibrio delicado que requiere atención constante, especialmente para los atletas que pierden líquido constantemente a través del sudor.
El arte de la hidratación radica en la capacidad de reconocer las necesidades individuales de agua y responder de manera proactiva.

La ecuación de hidratación:

Cada individuo tiene necesidades de hidratación únicas, influenciadas por factores como el peso corporal, el clima, el nivel de actividad física e incluso la genética. Para los atletas, esta ecuación se vuelve aún más compleja, ya que la intensidad y duración del entrenamiento, así como las condiciones ambientales, pueden variar significativamente de un día a otro.

Los peligros de la deshidratación:

La deshidratación no es sólo una molestia; puede tener graves consecuencias para la salud y el rendimiento. Una pérdida de tan solo el 2% del peso corporal en agua puede provocar una disminución significativa del rendimiento. Pérdidas mayores pueden provocar calambres, confusión, frecuencia cardíaca elevada y, en casos extremos, insolación u otras afecciones potencialmente mortales.

La importancia de los electrolitos:

El agua por sí sola no siempre es suficiente para cubrir las necesidades de hidratación, especialmente después de entrenamientos intensos o de larga duración. Los electrolitos, como el sodio, el potasio y el cloruro, son esenciales para mantener el equilibrio de líquidos y electrolitos del cuerpo. Las bebidas deportivas, que contienen electrolitos y carbohidratos, pueden ser beneficiosas para reponer estos elementos esenciales.

Recuperación de Agua:

Después del entrenamiento, la rehidratación es fundamental para la recuperación. No sólo reemplaza los líquidos perdidos, sino que también ayuda a transportar nutrientes esenciales a los músculos para ayudar en la reparación y el crecimiento. Una estrategia de rehidratación eficaz tiene en cuenta tanto la cantidad como el tipo de líquido consumido.

# LESAPPORTSEN NUTRI ME NTSET MINERALES

El poder de los nutrientes:

Los nutrientes son los componentes fundamentales de nuestro cuerpo. Proporcionan la energía necesaria para nuestras actividades diarias, apoyan el crecimiento y la reparación de los tejidos y desempeñan un papel crucial en la regulación de muchas funciones corporales. Para los atletas, una comprensión profunda de los requerimientos de nutrientes es esencial para optimizar el rendimiento y la recuperación.

Proteínas: Culturistas:

La proteína a menudo se asocia con el crecimiento muscular, pero desempeña muchas otras funciones en el cuerpo. Están involucrados en casi todas las funciones celulares, desde la reparación de tejidos hasta la producción de enzimas y hormonas. Para los deportistas, una ingesta adecuada de proteínas es fundamental para favorecer la recuperación muscular después del entrenamiento.

Carbohidratos: el combustible favorito del cuerpo:

Los carbohidratos son la principal fuente de energía del cuerpo, especialmente durante la actividad física intensa. Se almacenan en los músculos y el hígado en forma de glucógeno, que puede convertirse rápidamente en glucosa para proporcionar energía durante el ejercicio. Una dieta rica en carbohidratos puede ayudar a maximizar las reservas de glucógeno, algo fundamental para los deportistas que entrenan intensamente o compiten.

Lípidos: una fuente de energía concentrada:

Aunque a menudo se malinterpreta, los lípidos son una fuente esencial de energía, especialmente durante la actividad física de baja intensidad. También desempeñan un papel crucial en la protección de órganos, el aislamiento térmico, la producción de hormonas y la absorción de vitaminas liposolubles.

Minerales: Los trabajadores silenciosos:

Los minerales, aunque necesarios en pequeñas cantidades, desempeñan un papel crucial en la salud y el rendimiento. Están involucrados en multitud de funciones corporales, desde la contracción muscular hasta la transmisión nerviosa. Una deficiencia de minerales esenciales, como calcio o potasio, puede tener efectos perjudiciales sobre el rendimiento.

# LA IMPORTANCIA DESRITMOS ALIMENTO:

## Alinearse con el Reloj Biológico:

Nuestros cuerpos funcionan según un reloj biológico, regulando todo, desde el sueño hasta la digestión. Este reloj también influye en cómo procesamos los alimentos en los diferentes momentos del día. Para los atletas, alinearse con este reloj puede ayudar a optimizar el rendimiento y la recuperación.

## Momento de los nutrientes:

Cuando consumimos ciertos nutrientes

pueden tener un impacto significativo en cómo son utilizados por el cuerpo. Por ejemplo, consumir proteínas inmediatamente después del entrenamiento puede mejorar la recuperación muscular. Asimismo, consumir carbohidratos antes del ejercicio puede proporcionar una fuente rápida de energía para respaldar la actividad física.

## La importancia del desayuno:

El desayuno suele considerarse la comida más importante del día, y con razón. Después de un ayuno nocturno, el cuerpo necesita nutrientes para reponer sus reservas de energía y respaldar las funciones corporales. Para los atletas, un desayuno equilibrado puede proporcionar la energía necesaria para un entrenamiento matutino y ayudar a prevenir la fatiga más adelante durante el día.

Comidas previas al entrenamiento:

La nutrición previa al entrenamiento es esencial para proporcionar al cuerpo el combustible que necesita para rendir. Esto es especialmente cierto para los atletas que entrenan a alta intensidad o durante largos períodos de tiempo. Una comida previa al entrenamiento debe tener un alto contenido de carbohidratos para maximizar las reservas de glucógeno, con una cantidad moderada de proteínas para favorecer la recuperación muscular.

La ventana anabólica:

Después del entrenamiento, hay un breve período, a menudo llamado "ventana anabólica", en el que el cuerpo es particularmente receptivo a la nutrición. Durante este período, consumir carbohidratos y proteínas puede mejorar la recuperación muscular, reponer las reservas de glucógeno y aumentar la síntesis de proteínas musculares.

Cenas y recuperación:

La cena es una oportunidad para que el cuerpo se repare y regenere después de un día de actividad. Para los atletas, esto significa consumir suficiente proteína para apoyar la reparación muscular y carbohidratos para reponer las reservas de energía. Además, ciertos nutrientes, como el zinc y el magnesio, pueden ayudar a mejorar la calidad del sueño, lo cual es esencial para la recuperación.

# SÍNTESIS NUTRICIONAL ETIDRICO

La nutrición deportiva es un campo multidisciplinario que integra biología, química y fisiología para maximizar el rendimiento deportivo. Esto va más allá del simple consumo de calorías, sino que requiere una comprensión profunda del impacto de los nutrientes en el cuerpo, especialmente en el contexto de la actividad física.

Los macronutrientes como los carbohidratos, las proteínas y las grasas son esenciales para proporcionar energía, mientras que los micronutrientes desempeñan un papel crucial en diversas funciones corporales, mejorando así el rendimiento deportivo.

La hidratación también es crucial, ya que afecta a todos los aspectos, desde la fuerza muscular hasta la resistencia, y requiere especial atención para evitar la deshidratación, especialmente en los deportistas. Las estrategias de hidratación deben ser personalizadas y proactivas, teniendo en cuenta la pérdida de líquidos por sudoración y ejercicio extenuante.

Por otro lado, alinear la ingesta nutricional con el reloj biológico del cuerpo puede optimizar el rendimiento y la recuperación.

El momento adecuado del consumo de nutrientes, como las
proteínas post-entrenamiento y los carbohidratos
previos al ejercicio, puede mejorar la recuperación muscular y
proporcionar la energía necesaria. En resumen, un enfoque
bien informado y proactivo de la nutrición y la hidratación,
alineado con los ritmos biológicos y las necesidades individuales,
es esencial para maximizar el rendimiento deportivo, promover
una recuperación efectiva y mantener una salud óptima a lo
largo del tiempo.

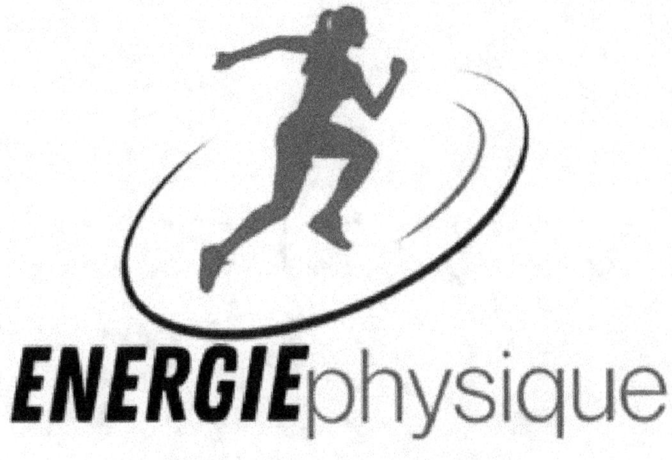


# ALIMENTATION DE CHAMPION

# MÓDULO 3

## LOS SECRETOS

### DESDE

## CARBOHIDRATOS Y

## LÍPIDOS

# RESUMEN

## 01

Introducción a los carbohidratos:

## 02

El índice glucémico (IG):

## 03

Factores que influyen en el IG:

# 04

## Probióticos:

# 05

### Carbohidratos y rendimiento

## Atlético:

# 06

### Carbohidratos y Salud:

# 07

## Carbohidratos en las dietas
## Alimento:

# 08

## Los carbohidratos y el control del peso
## Peso :

# 09

## Carbohidratos y Salud
## Cerebral:

# 10

## Carbohidratos en las dietas
## Alimento:

# 08

## Los carbohidratos y el control del peso
## Peso :

# 09

## Carbohidratos y Salud
## Cerebral:

# INTRODUCCIÓN

## CON HIDRATOS DE CARBONO:

Los carbohidratos, a menudo denominados el combustible de
nuestro cuerpo, están omnipresentes en nuestra dieta,
Estas moléculas orgánicas, compuestas de carbono,
hidrógeno y oxígeno, son esenciales para la vida. Son la principal
fuente de energía de nuestro cuerpo y alimentan todo,
desde las funciones cerebrales hasta las actividades físicas
extenuantes.

Los carbohidratos se encuentran en una variedad de
alimentos, desde cereales hasta frutas. Cada tipo de
carbohidrato tiene una estructura y función específica. Por
ejemplo, los cereales, como el arroz y el trigo, tienen un
alto contenido de almidones, un tipo de carbohidrato
complejo. Las frutas, por el contrario, contienen
principalmente azúcares simples como la fructosa.

La transformación de carbohidratos en glucosa es un paso
crucial para nuestro organismo. La glucosa es
esencialmente el combustible que nuestras células utilizan
para producir energía. Esta transformación comienza
tan pronto como nos llevamos comida a la boca. Las enzimas,
como las alfa-amilasas que se encuentran en nuestra saliva,
comienzan a descomponer los carbohidratos complejos en
moléculas más simples.
La digestión de los carbohidratos continúa en el estómago y el
intestino delgado, donde entran en juego otras enzimas para
descomponer los carbohidratos en glucosa. Una
vez convertidos en glucosa, se absorben en el torrente
sanguíneo y se transportan a las células para utilizarlos como
energía.

# I ÍNDICE
# GLICÉMICO
# (YO G):

El IG es un concepto introducido en la década de 1980 para ayudar a las personas con diabetes a controlar sus niveles de azúcar en sangre. Mide la rapidez con la que los carbohidratos de un alimento se convierten en glucosa y entran al torrente sanguíneo. Es una herramienta esencial para comprender cómo los diferentes alimentos pueden afectar nuestros niveles de azúcar en sangre.

Los alimentos con IG alto, como las patatas fritas, provocan un rápido aumento del azúcar en sangre. Esto puede resultar beneficioso para los deportistas que necesitan una fuente rápida de energía durante el ejercicio. Sin embargo, el consumo excesivo de alimentos con IG alto puede provocar picos de azúcar en sangre, seguidos de caídas rápidas, provocando fatiga y hambre.

Por el contrario, los alimentos con IG bajo, como las lentejas, liberan glucosa más lentamente en el torrente sanguíneo. Esto puede ayudar a mantener niveles de energía estables y prolongar la sensación de saciedad.
La IG no es una medida aislada. Está influenciado por muchos factores, incluida la composición de los alimentos, su preparación y cocción. Por ejemplo, cocinar un alimento durante mucho tiempo puede aumentar su IG porque descompone aún más los carbohidratos complejos.

# FACTORES
# INFLUANTL

El IG de un alimento no es fijo. Varios factores pueden influir en
cómo un alimento afecta los niveles de azúcar en sangre. Por ejemplo, la forma
en que se prepara un alimento, ya sea cocido, hervido, frito o crudo, puede
cambiar su IG. El calor descompone los carbohidratos complejos, haciendo
que los alimentos sean más fáciles de digerir y aumentando así su IG.

El tamaño de las partículas de un alimento también puede influir en su
IG. Alimentos molidos o finamente molidos

Los alimentos picados tienen un IG más alto que los alimentos integrales.
Esto se debe a que las partículas más pequeñas se digieren más rápidamente.

Otros factores, como el contenido de fibra de un alimento, pueden
reducir su IG. La fibra ralentiza la digestión y absorción de carbohidratos, lo
que puede ayudar a estabilizar los niveles de azúcar en sangre.

# EL
# PROBIÓTICOS:

Los probióticos, a menudo denominados "bacterias beneficiosas", son microorganismos vivos que, cuando se consumen en cantidades adecuadas, confieren beneficios para la salud. Son esenciales para mantener un equilibrio saludable de la flora intestinal.

Estas bacterias beneficiosas desempeñan muchas funciones en nuestro cuerpo. Ayudan con la digestión, producen vitaminas y enzimas y combaten las bacterias dañinas. Un desequilibrio en la flora intestinal puede provocar problemas digestivos, alergias y otras afecciones.

Los probióticos se pueden encontrar en una variedad de alimentos fermentados. El yogur, por ejemplo, es una rica fuente de probióticos. Otras fuentes incluyen kéfir, kimchi, chucrut y miso. El consumo regular de estos alimentos puede ayudar a mantener un equilibrio saludable de la flora intestinal, promoviendo una digestión saludable y fortaleciendo el sistema inmunológico.

# LOS CARBOHIDRATOS Y LOS SALUD :

Los carbohidratos juegan un papel central en el rendimiento deportivo. Son la principal fuente de energía para los músculos durante el ejercicio, especialmente durante actividades de alta intensidad. Sin una ingesta suficiente de carbohidratos, los atletas pueden experimentar fatiga, disminución del rendimiento y recuperación más lenta.

Las reservas de glucógeno muscular son limitadas. Durante el ejercicio prolongado, estas reservas pueden agotarse, provocando lo que se conoce como "la pared" o fatiga muscular. Por eso es fundamental que los deportistas repongan sus reservas de glucógeno tras el ejercicio mediante el consumo de alimentos ricos en hidratos de carbono.

La cantidad y el tipo de carbohidratos necesarios depende de la actividad. Por ejemplo, un corredor de maratón necesitará una mayor cantidad de carbohidratos para reponer sus reservas de glucógeno que alguien que realice un entrenamiento de fuerza de corta duración.

# CARBOHIDRATOS Y LA SALUD :

Además de su papel en el rendimiento deportivo, los carbohidratos también tienen implicaciones para la salud general. El consumo excesivo de carbohidratos simples, especialmente azúcares añadidos, se ha relacionado con diversos problemas de salud, como obesidad, diabetes tipo 2 y enfermedades cardíacas.

Por tanto, es fundamental elegir los tipos adecuados de carbohidratos. Los carbohidratos complejos, como los cereales integrales, las verduras y las frutas, son preferibles a los carbohidratos simples. Estos alimentos no sólo son ricos en energía, sino también en fibra, vitaminas y minerales.

La fibra, en particular, juega un papel crucial en la salud digestiva, regulando el azúcar en sangre y reduciendo el riesgo de enfermedades crónicas. Ralentizan la absorción de azúcares, lo que ayuda a estabilizar los niveles de azúcar en sangre, y proporcionan sensación de saciedad, ayudando a controlar el apetito.

# LOS GLÚCIDOS
# EN
# DIETAS
# ALIMENTO:

Con el auge de las dietas bajas en carbohidratos como la dieta cetogénica, ha habido mucho debate sobre el lugar que ocupan los carbohidratos en nuestra dieta. Mientras algunos abogan por una reducción drástica de los hidratos de carbono, otros destacan su importancia para la salud y el rendimiento.

Es fundamental recordar que no todos los carbohidratos son iguales. Si bien se deben limitar los carbohidratos refinados y los azúcares añadidos, los carbohidratos complejos, como los cereales integrales, deben ser la base de nuestra dieta.

En última instancia, la clave es el equilibrio. Una dieta equilibrada, rica en hidratos de carbono complejos, proteínas magras y grasas saludables, es fundamental para la salud, el rendimiento y el bienestar general.

# LA DIGESTIÓN CARBOHIDRATOS:

La digestión de los carbohidratos comienza en la boca.
La amilasa salival, una enzima que se encuentra en la saliva,
comienza a descomponer los carbohidratos complejos en
moléculas más simples. Al pasar por el estómago, esta
acción enzimática se ve interrumpida debido al ambiente ácido.
Sin embargo, una vez en el intestino delgado, entran en
juego otras enzimas para continuar la descomposición de
los carbohidratos en unidades simples, principalmente
glucosa, que luego se absorben en el torrente sanguíneo.

Esta glucosa sirve como combustible para nuestras células. Se
utiliza inmediatamente para obtener energía o se almacena
como glucógeno en el hígado y los músculos para su uso
posterior. La regulación del azúcar en sangre es esencial, ya
que niveles demasiado altos o demasiado bajos pueden tener
consecuencias adversas para la salud.

# CARBOHIDRATOS Y GESTIÓNDU PESO :

El cerebro es un órgano que consume mucha energía.
Depende principalmente de la glucosa como fuente de energía.
No comer suficientes carbohidratos puede afectar la función
cognitiva, la concentración y el estado de ánimo. Los estudios
han demostrado que incluso una hipoglucemia leve (nivel bajo de
azúcar en sangre) puede tener efectos negativos en el pensamiento
y la capacidad de tomar decisiones.

Por tanto, es fundamental proporcionar periódicamente al cerebro
el combustible que necesita. Esto no significa consumir grandes
cantidades de azúcares simples, sino preferir fuentes de
carbohidratos complejos que proporcionen una liberación lenta y
constante de glucosa al torrente sanguíneo.

En conclusión, los carbohidratos juegan un papel vital en
nuestra salud y bienestar. Es fundamental elegir
los tipos correctos de carbohidratos y consumirlos como parte de
una dieta equilibrada para apoyar la salud, el rendimiento y la
función cognitiva óptimos.

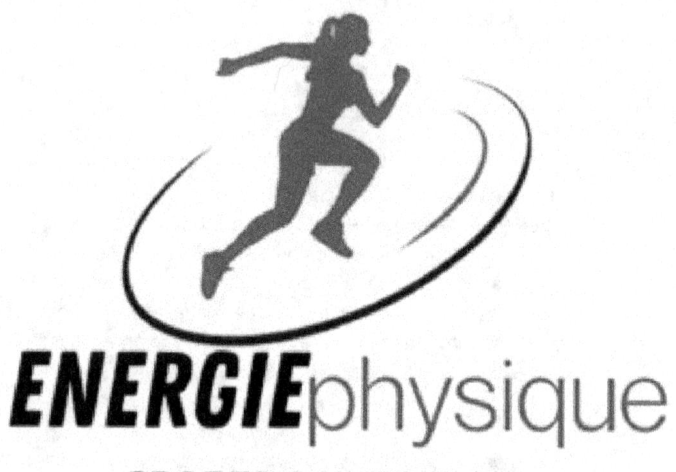


# ALIMENTATION DE CHAMPION

# MÓDULO 4

---

# LOS SECRETOS

## DESDE

# CARBOHIDRATOS Y

# LÍPIDOS

# RESUMEN

## 01

Introducción a los carbohidratos:

## 02

El índice glucémico (IG):

## 03

Factores que influyen en el IG:

# 04

## Probióticos:

# 05

## Carbohidratos y rendimiento Atlético:

# 06

## Carbohidratos y Salud:

# 07

## Carbohidratos en las dietas
### Alimento:

# 08

## Los carbohidratos y el control del peso
### Peso :

# 09

## Carbohidratos y Salud
### Cerebral:

# 10

## Carbohidratos en las dietas
Alimento:

# 08

## Los carbohidratos y el control del peso
Peso :

# 09

## Carbohidratos y Salud
Cerebral:

# INTRODUCCIÓN

## CON HIDRATOS DE CARBONO:

Los carbohidratos, a menudo denominados el combustible de
nuestro cuerpo, están omnipresentes en nuestra dieta.
Estas moléculas orgánicas, compuestas de carbono,
hidrógeno y oxígeno, son esenciales para la vida. Son la principal
fuente de energía de nuestro cuerpo y alimentan todo,
desde las funciones cerebrales hasta las actividades físicas
extenuantes.

Los carbohidratos se encuentran en una variedad de
alimentos, desde cereales hasta frutas. Cada tipo de
carbohidrato tiene una estructura y función específica. Por
ejemplo, los cereales, como el arroz y el trigo, tienen un
alto contenido de almidones, un tipo de carbohidrato
complejo. Las frutas, por el contrario, contienen
principalmente azúcares simples como la fructosa.

La transformación de carbohidratos en glucosa es un paso
crucial para nuestro organismo. La glucosa es
esencialmente el combustible que nuestras células utilizan
para producir energía. Esta transformación comienza
tan pronto como nos llevamos comida a la boca. Las enzimas,
como las alfa-amilasas que se encuentran en nuestra saliva,
comienzan a descomponer los carbohidratos complejos en
moléculas más simples.
La digestión de los carbohidratos continúa en el estómago y el
intestino delgado, donde entran en juego otras enzimas para
descomponer los carbohidratos en glucosa. Una
vez convertidos en glucosa, se absorben en el torrente
sanguíneo y se transportan a las células para utilizarlos como
energía.

# I ÍNDICE

# GLICÉMICO

# (YO G):

El IG es un concepto introducido en la década de 1980 para ayudar a las personas con diabetes a controlar sus niveles de azúcar en sangre. Mide la rapidez con la que los carbohidratos de un alimento se convierten en glucosa y entran al torrente sanguíneo. Es una herramienta esencial para comprender cómo los diferentes alimentos pueden afectar nuestros niveles de azúcar en sangre.

Los alimentos con IG alto, como las patatas fritas, provocan un rápido aumento del azúcar en sangre. Esto puede resultar beneficioso para los deportistas que necesitan una fuente rápida de energía durante el ejercicio. Sin embargo, el consumo excesivo de alimentos con IG alto puede provocar picos de azúcar en sangre, seguidos de caídas rápidas, provocando fatiga y hambre.

Por el contrario, los alimentos con IG bajo, como las lentejas, liberan glucosa más lentamente en el torrente sanguíneo. Esto puede ayudar a mantener niveles de energía estables y prolongar la sensación de saciedad.
La IG no es una medida aislada. Está influenciado por muchos factores, incluida la composición de los alimentos, su preparación y cocción. Por ejemplo, cocinar un alimento durante mucho tiempo puede aumentar su IG porque descompone aún más los carbohidratos complejos.

# FACTORES INFLUANTL

El IG de un alimento no es fijo. Varios factores pueden influir en cómo un alimento afecta los niveles de azúcar en sangre. Por ejemplo, la forma en que se prepara un alimento, ya sea cocido, hervido, frito o crudo, puede cambiar su IG. El calor descompone los carbohidratos complejos, haciendo que los alimentos sean más fáciles de digerir y aumentando así su IG.

El tamaño de las partículas de un alimento también puede influir en su IG. Alimentos molidos o finamente molidos

Los alimentos picados tienen un IG más alto que los alimentos integrales. Esto se debe a que las partículas más pequeñas se digieren más rápidamente.

Otros factores, como el contenido de fibra de un alimento, pueden reducir su IG. La fibra ralentiza la digestión y absorción de carbohidratos, lo que puede ayudar a estabilizar los niveles de azúcar en sangre.

# EL
# PROBIÓTICOS:

Los probióticos, a menudo denominados "bacterias
beneficiosas", son microorganismos vivos que, cuando se
consumen en cantidades adecuadas, confieren beneficios
para la salud. Son esenciales para mantener un
equilibrio saludable de la flora intestinal.

Estas bacterias beneficiosas desempeñan muchas
funciones en nuestro cuerpo. Ayudan con la digestión, producen
vitaminas y enzimas y combaten las bacterias dañinas.
Un desequilibrio en la flora intestinal puede provocar
problemas digestivos, alergias y otras afecciones.

Los probióticos se pueden encontrar en una variedad de
alimentos fermentados. El yogur, por ejemplo, es una rica
fuente de probióticos. Otras fuentes incluyen kéfir, kimchi,
chucrut y miso. El consumo regular de estos
alimentos puede ayudar a mantener un equilibrio saludable
de la flora intestinal, promoviendo una digestión saludable
y fortaleciendo el sistema inmunológico.

# LOS CARBOHIDRATOS Y LOS SALUD :

Los carbohidratos juegan un papel central en el rendimiento deportivo. Son la principal fuente de energía para los músculos durante el ejercicio, especialmente durante actividades de alta intensidad. Sin una ingesta suficiente de carbohidratos, los atletas pueden experimentar fatiga, disminución del rendimiento y recuperación más lenta.

Las reservas de glucógeno muscular son limitadas. Durante el ejercicio prolongado, estas reservas pueden agotarse, provocando lo que se conoce como "la pared" o fatiga muscular. Por eso es fundamental que los deportistas repongan sus reservas de glucógeno tras el ejercicio mediante el consumo de alimentos ricos en hidratos de carbono.

La cantidad y el tipo de carbohidratos necesarios depende de la actividad. Por ejemplo, un corredor de maratón necesitará una mayor cantidad de carbohidratos para reponer sus reservas de glucógeno que alguien que realice un entrenamiento de fuerza de corta duración.

# CARBOHIDRATOS Y LA SALUD :

Además de su papel en el rendimiento deportivo, los carbohidratos también tienen implicaciones para la salud general. El consumo excesivo de carbohidratos simples, especialmente azúcares añadidos, se ha relacionado con diversos problemas de salud, como obesidad, diabetes tipo 2 y enfermedades cardíacas.

Por tanto, es fundamental elegir los tipos adecuados de carbohidratos. Los carbohidratos complejos, como los cereales integrales, las verduras y las frutas, son preferibles a los carbohidratos simples. Estos alimentos no sólo son ricos en energía, sino también en fibra, vitaminas y minerales.

La fibra, en particular, juega un papel crucial en la salud digestiva, regulando el azúcar en sangre y reduciendo el riesgo de enfermedades crónicas. Ralentizan la absorción de azúcares, lo que ayuda a estabilizar los niveles de azúcar en sangre, y proporcionan sensación de saciedad, ayudando a controlar el apetito.

# LOS GLÚCIDOS EN DIETAS ALIMENTO:

Con el auge de las dietas bajas en carbohidratos como la dieta cetogénica, ha habido mucho debate sobre el lugar que ocupan los carbohidratos en nuestra dieta. Mientras algunos abogan por una reducción drástica de los hidratos de carbono, otros destacan su importancia para la salud y el rendimiento.

Es fundamental recordar que no todos los carbohidratos son iguales. Si bien se deben limitar los carbohidratos refinados y los azúcares añadidos, los carbohidratos complejos, como los cereales integrales, deben ser la base de nuestra dieta.

En última instancia, la clave es el equilibrio. Una dieta equilibrada, rica en hidratos de carbono complejos, proteínas magras y grasas saludables, es fundamental para la salud, el rendimiento y el bienestar general.

# LA DIGESTIÓN

# CARBOHIDRATOS:

La digestión de los carbohidratos comienza en la boca.
La amilasa salival, una enzima que se encuentra en la saliva,
comienza a descomponer los carbohidratos complejos en
moléculas más simples. Al pasar por el estómago, esta
acción enzimática se ve interrumpida debido al ambiente ácido.
Sin embargo, una vez en el intestino delgado, entran en
juego otras enzimas para continuar la descomposición de
los carbohidratos en unidades simples, principalmente
glucosa, que luego se absorben en el torrente sanguíneo.

Esta glucosa sirve como combustible para nuestras células. Se
utiliza inmediatamente para obtener energía o se almacena
como glucógeno en el hígado y los músculos para su uso
posterior. La regulación del azúcar en sangre es esencial, ya
que niveles demasiado altos o demasiado bajos pueden tener
consecuencias adversas para la salud.

# CARBOHIDRATOS Y GESTIÓNDU PESO :

El cerebro es un órgano que consume mucha energía. Depende principalmente de la glucosa como fuente de energía. No comer suficientes carbohidratos puede afectar la función cognitiva, la concentración y el estado de ánimo. Los estudios han demostrado que incluso una hipoglucemia leve (nivel bajo de azúcar en sangre) puede tener efectos negativos en el pensamiento y la capacidad de tomar decisiones.

Por tanto, es fundamental proporcionar periódicamente al cerebro el combustible que necesita. Esto no significa consumir grandes cantidades de azúcares simples, sino preferir fuentes de carbohidratos complejos que proporcionen una liberación lenta y constante de glucosa al torrente sanguíneo.

En conclusión, los carbohidratos juegan un papel vital en nuestra salud y bienestar. Es fundamental elegir

los tipos correctos de carbohidratos y consumirlos como parte de una dieta equilibrada para apoyar la salud, el rendimiento y la función cognitiva óptimos.

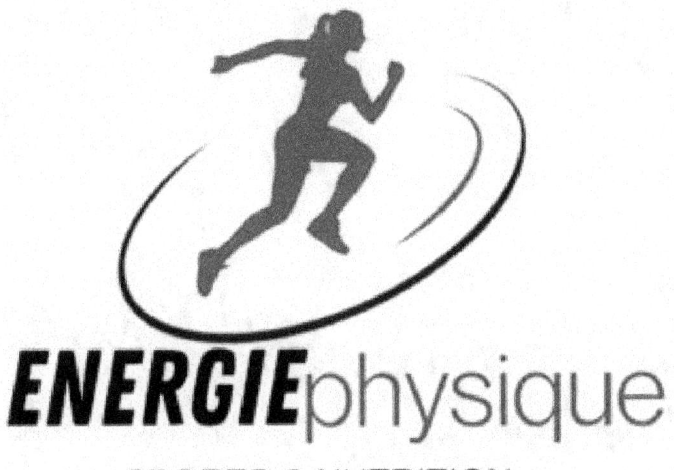


# ALIMENTATION DE CHAMPION

# MÓDULO 5

---

# PANORAMA GRASAS:

# RESUMEN

---

## 01

Panorama de las Grasas

## 02

Lípidos: Definición y
Implicaciones para los atletas

## 03

Aportes de lípidos:
Cifras que debes saber:

# 04

## Diversidad de ácidos grasos

# 05

## Las múltiples funciones de lípidos

# 06

## Descubriendo las fuentes lípidos

# 07

# Zoom sobre la composición de Grasas alimentarias:

# PANORÁMICAS

# GRASAS:

EFSA y sus nuevas directrices para el consumidor
de grasas.

La Autoridad Europea de Seguridad Alimentaria (EFSA) actualizó
recientemente sus directrices sobre el consumo de grasas.
Estas nuevas recomendaciones enfatizan la
necesidad

un consumo moderado de grasas, favoreciendo las grasas
insaturadas frente a las saturadas. La EFSA también
destacó la importancia de limitar el consumo de grasas
trans, que se han relacionado con un mayor riesgo de
enfermedades cardíacas. Estas pautas reflejan las
últimas investigaciones sobre los efectos de las grasas
en la salud y tienen como objetivo ayudar a los consumidores
a tomar

opciones de alimentos más saludables

Grasas: entre beneficios y riesgos para la salud.

Las grasas juegan un papel esencial en nuestro organismo.
Proporcionan energía, apoyan el crecimiento celular y protegen
nuestros órganos. Las grasas también ayudan al cuerpo a
absorber ciertas vitaminas y minerales. Sin embargo, no todas
las grasas son iguales. Las grasas insaturadas, que se
encuentran en los aceites vegetales, las nueces y el pescado,
pueden reducir el riesgo de enfermedades cardíacas. Por
otro lado, las grasas saturadas y trans pueden aumentar este
riesgo. Por tanto, es fundamental comprender los
diferentes tipos de grasas y saber cuáles favorecer
en nuestra dieta.

Equilibrio lipídico: un problema para los deportistas.

Los atletas tienen necesidades nutricionales específicas y el
equilibrio de grasas es uno de los aspectos más críticos de su
dieta. Las grasas son una fuente esencial de energía,
especialmente para los deportes de resistencia.
Sin embargo, la calidad de las grasas consumidas es tan
importante como la cantidad. Las grasas insaturadas
pueden proporcionar la energía necesaria sin aumentar el
riesgo de enfermedad cardíaca. Además, ciertos lípidos,
como los omega-3, pueden reducir la inflamación, lo que
puede ayudar con la recuperación después del ejercicio.

# LÍPIDOS: DEFINICIÓN ETIMPLICACIONES PARAATLETAS:

Grasas: fuente de energía y almacenamiento.

Los lípidos, comúnmente conocidos como grasas, son una de las principales fuentes de energía del organismo. Desempeñan un papel crucial en el almacenamiento de energía, la protección de órganos vitales y el aislamiento térmico. Para los deportistas, las grasas son fundamentales porque aportan la energía necesaria para actividades de larga duración. Sin embargo, es fundamental comprender que no todas las grasas son beneficiosas. Las grasas saturadas, por ejemplo, pueden aumentar el riesgo de enfermedades cardíacas. Por otro lado, las grasas insaturadas, como el omega-3 y el omega-6, son beneficiosas para la salud del corazón.

La composición molecular de las grasas y sus implicaciones.

Las grasas están formadas por moléculas llamadas ácidos grasos. Estos ácidos grasos pueden ser saturados, monoinsaturados o poliinsaturados, según su estructura química. Las grasas saturadas generalmente son sólidas a temperatura ambiente y se encuentran principalmente en productos animales. Las grasas insaturadas, en cambio, suelen ser líquidas a temperatura ambiente y se encuentran en los aceites vegetales. Para los deportistas, es fundamental comprender la diferencia entre este tipo de grasas. Las grasas insaturadas son preferibles porque pueden reducir la inflamación, mejorar la salud del corazón y proporcionar una fuente sostenible de energía.

# INGESTA DE LÍPIDOS : CIFRAS A SABER :

Recomendaciones diarias para una dieta equilibrada.

La grasa es una parte esencial de nuestra dieta,
pero obtener la cantidad y el tipo adecuados es fundamental. Las
recomendaciones actuales sugieren que las grasas deberían
representar entre el 20 y el 35% de nuestra ingesta calórica
diaria.
Sin embargo, se recomienda limitar el consumo
de grasas saturadas a menos del 10% del total de calorías y de
grasas trans a menos del 1%. Las grasas insaturadas, como
los omega-3 y omega-6, deberían constituir la mayor parte de
nuestra ingesta de grasas.

Los umbrales que no deben superarse para las grasas saturadas.

Las grasas saturadas se encuentran comúnmente en productos
animales como la carne, la mantequilla y el queso. Aunque
son una fuente de energía, el consumo excesivo de grasas
saturadas puede aumentar el riesgo de enfermedades
cardíacas y otras afecciones de salud. Por ello se
recomienda limitar su consumo. EL

Las pautas actuales sugieren limitar las grasas saturadas a
menos del 10% del total de calorías. Para una persona que
consume 2000 calorías por día, eso equivale a unos 22 gramos
de grasa saturada.

# DIVERSIDAD DE ÁCIDOS GRASOS :

Grasas saturadas: ¿dónde se encuentran y cuáles son sus efectos?

Las grasas saturadas se encuentran principalmente en productos animales como carnes rojas, mantequilla, queso y nata. También están presentes en determinados aceites vegetales, como el aceite de palma. Estas grasas generalmente son sólidas a temperatura ambiente. Aunque son una fuente esencial de energía, el consumo excesivo de grasas saturadas puede aumentar el riesgo de enfermedades cardíacas y accidentes cerebrovasculares. Por ello se recomienda limitar su consumo.

Los beneficios de las grasas mono y poliinsaturadas.

Las grasas monoinsaturadas y poliinsaturadas se consideran grasas saludables. Se encuentran principalmente en aceites vegetales, nueces, semillas y pescados grasos como el salmón, la caballa y el arenque. Estas grasas generalmente son líquidas a temperatura ambiente.

Las grasas monoinsaturadas se encuentran en alimentos como el aceite de oliva, los aguacates y algunos frutos secos. Pueden ayudar a reducir el colesterol malo (LDL) y al mismo tiempo aumentar el colesterol bueno (HDL), reduciendo así el riesgo de enfermedades cardíacas.
Las grasas poliinsaturadas se dividen en dos tipos principales: omega-3 y omega-6. Los omega-3, que se encuentran en el pescado graso y en ciertas semillas como el lino, tienen propiedades antiinflamatorias y pueden ayudar a reducir el riesgo de enfermedades cardíacas. El omega-6, que se encuentra en aceites como el de girasol, desempeña un papel crucial en el crecimiento y desarrollo del cerebro.

Grasas trans: grasas a evitar.

Las grasas trans se crean principalmente mediante un
proceso llamado hidrogenación, que convierte los aceites
líquidos en grasas sólidas a temperatura ambiente. A
menudo se utilizan en alimentos.

industrial para mejorar la textura y prolongar la vida útil.
Sin embargo, las grasas trans se han relacionado con un
mayor riesgo de sufrir enfermedades cardíacas,
accidentes cerebrovasculares y diabetes tipo 2, por lo que
se recomienda limitar al máximo su consumo.

# ELLOS MULTIPLES FUNCIONES DE LÍPIDOS:

Grasas: mucho más que una simple reserva energética.

Los lípidos desempeñan muchas funciones esenciales en el cuerpo. Además de su función principal de almacenar y proporcionar energía, también intervienen en la producción de hormonas, la protección de órganos, el aislamiento térmico y la formación de membranas celulares. Las grasas también son esenciales para la absorción de las vitaminas liposolubles A, D, E y K.

El aporte de los lípidos a la estructura celular.

Las membranas celulares están compuestas principalmente de lípidos, particularmente fosfolípidos. Estas moléculas tienen una cabeza hidrofílica (a la que le gusta el agua) y una cola hidrofóbica (que repele el agua), lo que permite la formación de una barrera selectiva alrededor de la célula. Esta estructura permite el paso de determinadas moléculas mientras bloquea otras, asegurando así el buen funcionamiento de la célula.

Lípidos: vectores de vitaminas esenciales.

Como se mencionó anteriormente, los lípidos desempeñan un papel crucial en la absorción de vitaminas liposolubles. Estas vitaminas se almacenan en el hígado y los tejidos. adiposos y son esenciales para muchas funciones corporales, como la visión (vitamina A), la coagulación de la sangre (vitamina K) y la regulación del calcio (vitamina D).

# AL DESCUBRIMIENTO FUENTES LIPIDIC:

Grasas escondidas: sorpresas en nuestros platos.

Muchos alimentos contienen grasas "ocultas" de las
que no siempre nos damos cuenta. Por ejemplo,
determinados alimentos como la bollería, las pizzas o las
comidas preparadas pueden contener altas cantidades
de grasas, especialmente grasas saturadas y trans. Por lo tanto,
es esencial leer el
etiquetas y ser conscientes de la composición de los
alimentos que consumimos.

Grasas añadidas: para sabor y textura.

A menudo se añaden grasas a los alimentos para mejorar su
sabor y textura. Por ejemplo, se puede añadir mantequilla
o nata a un plato para hacerlo más suave, o se puede utilizar
aceite para freír los alimentos y darles textura.

crujiente. Aunque estas grasas pueden mejorar el sabor y la
sensación en boca de los alimentos, es fundamental
consumirlas con moderación.

# ZOOMURLA

# COMPOSICIÓN

# GRASAS

# ALIMENTO:

Triglicéridos: las estrellas de nuestra dieta.

Los triglicéridos son el tipo de grasa más común en nuestra
dieta y cuerpo. Están compuestos por tres moléculas
de ácidos grasos unidas a una molécula de glicerol. Los
triglicéridos proporcionan una fuente densa de energía para
el cuerpo y se almacenan en los tejidos grasos para su
uso posterior.

El proceso de digestión de grasas: una
transformación compleja.

La digestión de las grasas comienza en el estómago, donde se
mezclan con enzimas y ácidos para formar una sustancia
llamada quimo. Luego, el quimo se traslada al intestino
delgado, donde se mezcla con la bilis, que emulsiona
las grasas, haciéndolas más accesibles a las enzimas
digestivas. Estas enzimas descomponen los triglicéridos en
ácidos grasos y glicerol, que pueden absorberse en el torrente
sanguíneo.

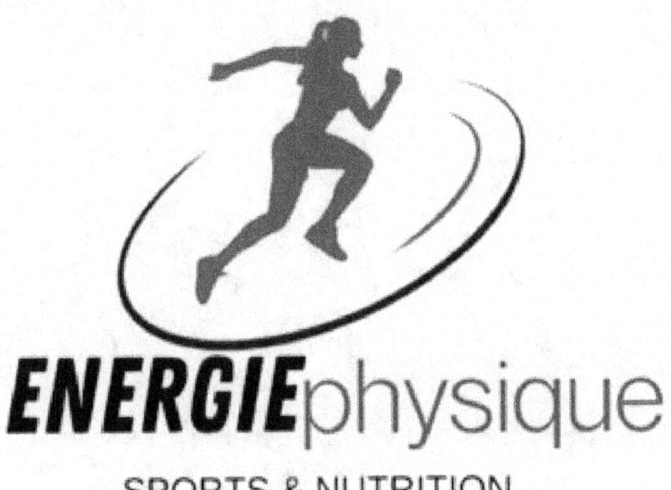



# ALIMENTATION DE CHAMPION

# MÓDULO 6

---

# COMPRENDER EL NUTRIENTES Y SU IMPACTO EN LA RENDIMIENTO

# RESUMEN

## 01

Nutrientes :

## 02

Equilibrio ácido-base,
índice glucémico y
densidad de nutrientes.

## 03

Estrés oxidativo y
antioxidantes.

# 04

## Pirámide alimenticia

# 05

## Desayuno

# NUTRIENTES

La comida suele asociarse con la energía, y cuando
pensamos en nutrientes, solemos pensar en carbohidratos,
proteínas y grasas.
Sin embargo, los nutrientes no energéticos, como el agua, los
minerales y las vitaminas, desempeñan un papel igualmente
crucial en nuestro bienestar general y rendimiento físico.


Agua: el elixir de la vida


A menudo se llama al agua el elixir de la vida, y con razón.
El agua, que constituye aproximadamente el 60% del peso corporal
de un adulto, es esencial para casi todas las funciones
corporales. Ayuda a regular la temperatura corporal,
transporta nutrientes y oxígeno a las células, elimina desechos y
protege los órganos.
y articulaciones.

Para los deportistas, la importancia del agua es aún más
acentuada. Durante la actividad física, el cuerpo suda para
regular su temperatura. Esta sudoración provoca una
pérdida de agua y electrolitos, que deben reponerse para evitar la
deshidratación. Incluso una deshidratación leve
puede tener un impacto significativo en el rendimiento de un atleta.
Puede provocar fatiga rápida, reducir la coordinación, aumentar
el riesgo de calambres y, en casos extremos, provocar un golpe de
calor.

Minerales: los constructores silenciosos

Los minerales son elementos inorgánicos que desempeñan papeles cruciales en muchas funciones.

corporal. Son esenciales para la formación de huesos y dientes, la regulación del metabolismo, la transmisión de los impulsos nerviosos y la contracción.

muscular. Algunos de los minerales más importantes para los deportistas son el calcio, fósforo, magnesio, sodio y potasio. Una deficiencia o desequilibrio mineral puede afectar el rendimiento de un atleta y aumentar el riesgo de

lesiones.

Vitaminas: los catalizadores del cuerpo

Las vitaminas son compuestos orgánicos necesarios en pequeñas cantidades para favorecer el crecimiento, la reproducción y la salud. Desempeñan un papel crucial en la producción de energía, la formación de glóbulos rojos, la protección contra el daño de los radicales libres y el mantenimiento de la piel, los ojos y el sistema nervioso sanos.

Para los deportistas, una dieta equilibrada y rica en vitaminas es fundamental para mantener un rendimiento óptimo. Las vitaminas B, por ejemplo, son esenciales para la producción de energía, mientras que la vitamina C ayuda a la reparación de los tejidos y la vitamina D ayuda a la absorción de calcio.

# I ' ÁCIDO EQUILIBRADO - BÁSICO , I ÍNDICE GLUCEMICANDLA DENSIDAD NUTRICIONAL

Una exploración en profundidad

La alimentación es un área compleja, influenciada por multitud de factores. Tres conceptos clave a entender en este contexto son el equilibrio ácido-base, el índice glucémico y la densidad de nutrientes.
Estos elementos desempeñan un papel crucial en la forma en que nuestro cuerpo procesa los alimentos y utiliza los nutrientes.

Equilibrio ácido-base: una danza delicada El equilibrio ácido-base se refiere al equilibrio entre ácidos y bases en el cuerpo. Este equilibrio es fundamental para mantener un pH sanguíneo estable, necesario para el correcto funcionamiento de las enzimas y otros procesos metabólicos. Una dieta rica en alimentos formadores de ácido, como carnes, productos lácteos y ciertos cereales, puede alterar este equilibrio. Por el contrario, las frutas y verduras son generalmente alcalinizantes y pueden ayudar a restablecer un equilibrio saludable.

El índice glucémico: más que un simple número El índice glucémico (IG) es una herramienta que se utiliza para medir la rapidez con la que los carbohidratos de un alimento se convierten en glucosa en la sangre. Los alimentos con un IG alto provocan un rápido aumento del azúcar en sangre, mientras que aquellos con un IG bajo provocan un aumento más lento y estable.

Sin embargo, el IG no debería ser el único criterio para elegir alimentos. Como se mencionó, la cocción, el refinamiento y la presencia de otros nutrientes pueden influir en el IG de un alimento. Por ejemplo, agregar grasas o proteínas a una comida puede reducir el IG general de esa comida.

Densidad nutricional: calidad sobre cantidad

La densidad de nutrientes se refiere a la cantidad de nutrientes esenciales presentes en un alimento en relación con su contenido energético. Los alimentos ricos en nutrientes proporcionan una gran cantidad de vitaminas, minerales y otros nutrientes esenciales por una cantidad relativamente baja de calorías. Estos alimentos son particularmente beneficiosos para quienes buscan maximizar su ingesta nutricional mientras controlan su ingesta de calorías.

# ENTIÉNDELOS
# NUTRIENTES
# ESENCIALES

La dieta juega un papel crucial en el rendimiento deportivo. Los atletas, ya sean aficionados o profesionales, deben comprender la importancia de los nutrientes esenciales para optimizar el rendimiento y garantizar una rápida recuperación. En esta exploración, profundizaremos en el mundo de los nutrientes esenciales, centrándonos en la hidratación, las fuentes de energía, las proteínas y los carbohidratos.

Hidratación y rendimiento: la esencia de la vida

A menudo se hace referencia al agua como la esencia de la vida, y con razón. Desempeña un papel vital en casi todas las funciones corporales, desde la regulación de la temperatura hasta la digestión. Para los deportistas, la importancia del agua es aún más pronunciada. Durante actividades extenuantes, el cuerpo pierde agua a través del sudor, lo que puede provocar rápidamente deshidratación si no se repone. Incluso una deshidratación leve puede tener un impacto significativo en el rendimiento, reduciendo la resistencia y aumentando el riesgo de lesiones. Por tanto, es fundamental que los deportistas se hidraten antes, durante y después del ejercicio.

Fuentes de energía: el trío dinámico

Los carbohidratos, las grasas y las proteínas son los tres macronutrientes esenciales que aportan energía al organismo. Cada uno tiene un papel único que desempeñar en el rendimiento deportivo:

- Carbohidratos: Son la principal fuente de energía del cuerpo, especialmente durante las actividades de resistencia. Los carbohidratos se almacenan como glucógeno en los músculos y el hígado y se utilizan como combustible durante el ejercicio.
- Grasa: aunque a menudo se demoniza en las dietas de moda, la grasa es una fuente esencial de energía, especialmente para actividades de baja intensidad y larga duración.
- Proteína: Aunque no es una fuente de energía primaria, la proteína juega un papel crucial en la reparación y el crecimiento muscular.

Proteínas y músculos: formar un atleta

Las proteínas son los componentes básicos del cuerpo. Desempeñan un papel crucial en la construcción, reparación y mantenimiento de la masa muscular. Para los atletas, una ingesta adecuada de proteínas es esencial para garantizar una rápida recuperación después del ejercicio y favorecer el crecimiento muscular. Las fuentes de proteínas incluyen carne, aves, pescado, huevos, lácteos y legumbres.

Carbohidratos: el combustible del atleta

Los carbohidratos suelen considerarse el combustible
preferido de los deportistas. Proporcionan una fuente de energía
rápida y fácilmente disponible, especialmente durante las
actividades de resistencia.
Sin embargo, no todos los carbohidratos son iguales.
Los carbohidratos complejos, como los cereales integrales,
las legumbres y las verduras, proporcionan una liberación de
energía más lenta y estable, mientras que los
carbohidratos simples, como los dulces, los refrescos y los
productos horneados, pueden provocar picos y caídas
rápidas del azúcar en sangre.

# ESTRÉSOXIDATIVO

# ANTIOXIDANTES

Una exploración de los defensores naturales del cuerpo

El estrés oxidativo es un término que escuchamos con
frecuencia en el mundo de la salud y el bienestar, particularmente
en lo que se refiere a las enfermedades crónicas y el
envejecimiento. Pero ¿qué es exactamente el estrés
oxidativo? ¿Y cómo desempeñan los antioxidantes,
en particular las vitaminas A, C, E y el selenio, un papel en la
protección de nuestro organismo contra este fenómeno?

Estrés oxidativo: un desequilibrio peligroso

A un nivel fundamental, el estrés oxidativo es un
desequilibrio entre la producción de radicales libres y la
capacidad del cuerpo para eliminarlos o repararlos.
Los radicales libres son moléculas inestables que pueden
dañar las células, las proteínas y el ADN del cuerpo. Aunque la
producción de radicales libres es un proceso natural y
necesario para determinadas funciones biológicas, un
exceso de estas moléculas puede provocar daño
celular, contribuyendo a la inflamación, el envejecimiento
prematuro y diversas enfermedades.

Antioxidantes: Guardianes de la célula

Ante la amenaza de los radicales libres, nuestro organismo ha desarrollado un sistema de defensa en forma de antioxidantes. Estas moléculas trabajan incansablemente para neutralizar los radicales libres, protegiendo nuestras células del daño. Los antioxidantes pueden ser producidos naturalmente por nuestro cuerpo o proporcionados a través de nuestra dieta.

Vitaminas A, C y E: el trío protector

- Vitamina A: También conocida como retinol, la vitamina A es esencial para la visión, el crecimiento celular y el funcionamiento del cuerpo.

  sistema inmunitario. También juega un papel crucial en la protección de la piel contra el daño de los radicales libres. Las fuentes alimenticias de vitamina A incluyen el hígado, el pescado graso, los productos lácteos y las verduras de hojas verdes.

- Vitamina C: Quizás el antioxidante más famoso, la vitamina C es esencial para la producción de colágeno, la cicatrización de heridas y la absorción de hierro. También protege las células contra el daño de los radicales libres. Los cítricos, las bayas, los pimientos y el brócoli son excelentes.

  Fuentes de vitamina C.

- Vitamina E: esta vitamina liposoluble juega un papel crucial en la protección de las membranas celulares contra el daño oxidativo. Los aceites vegetales, las nueces, las semillas y las verduras de hojas verdes son excelentes fuentes de vitamina E.

Selenio: un mineral esencial

El selenio es un oligoelemento esencial para la salud humana.
Desempeña un papel crucial en la reproducción, la producción
de ADN, el metabolismo de la hormona tiroidea y la
protección contra infecciones. Lo más importante es que el
selenio es un componente clave de varias enzimas antioxidantes
que ayudan a combatir el daño oxidativo en el cuerpo. Las
nueces de Brasil, los mariscos, las carnes magras y los cereales
integrales son excelentes fuentes de selenio.

# LA PIRÁMIDE
# COMIENDO :

Guía nutricional para deportistas

La nutrición es un elemento fundamental de
rendimiento deportivo. Para los atletas, es crucial entender cómo equilibrar su
dieta para satisfacer sus necesidades energéticas, promoviendo al mismo
tiempo la recuperación y previniendo lesiones.

La pirámide alimenticia, aunque a menudo se asocia con la nutrición general,
puede adaptarse para satisfacer las necesidades específicas de los deportistas.
Teniendo esto en cuenta, veamos cómo la pirámide alimenticia puede
guiar las elecciones nutricionales de los atletas.

La base de la pirámide: los carbohidratos

Los carbohidratos son la principal fuente de energía para los deportistas,
especialmente aquellos que practican deportes de resistencia. Deben
constituir la base de
Pirámide alimenticia del deportista. Las fuentes de carbohidratos complejos,
como los cereales integrales, las legumbres y las verduras,
proporcionan energía duradera y son esenciales para mantener las reservas
de glucógeno.

El segundo nivel: proteínas

La proteína es esencial para la reparación y el crecimiento muscular. Para
los atletas, es fundamental aumentar su ingesta de proteínas para favorecer
la recuperación post-entrenamiento. Se deben favorecer las fuentes de
proteínas magras, como aves, pescado, huevos y lácteos, así como
proteínas vegetales como lentejas y frijoles.

El tercer nivel: lípidos

Aunque a menudo se los considera el enemigo, los lípidos
son esenciales para la salud y el rendimiento.
Apoyan la producción de hormonas, protegen los órganos
vitales y proporcionan una fuente concentrada de energía.
Los atletas deben priorizar las grasas saludables, como
los aguacates, las nueces, las semillas y los aceites vegetales,
al tiempo que limitan las grasas saturadas y trans.

El cuarto nivel: frutas y verduras

Rico en vitaminas, minerales y antioxidantes, este grupo de
alimentos favorece la salud general, la recuperación y la
prevención de enfermedades. Los atletas deben intentar comer
una variedad de frutas y verduras todos los días para
beneficiarse de sus múltiples beneficios.
La Cima de la Pirámide: Los Extras Este
nivel incluye alimentos que se deben consumir con
moderación, como dulces, refrescos y alimentos procesados.
Aunque está bien darse un capricho de vez en cuando, es
fundamental limitar el consumo de estos

Alimentos para mantener una salud óptima y un rendimiento
deportivo.

La importancia de la hidratación

Fuera de la pirámide alimenticia, pero igualmente crucial, está
la hidratación. El agua juega un papel vital en casi todas las
funciones corporales y su consumo debería ser una
prioridad para todos los deportistas. Las necesidades de
agua aumentan con la intensidad y duración del ejercicio, siendo
fundamental hidratarse antes, durante y después del
entrenamiento.

# EL PEQUEÑO
# COMIDA :

La comida esencial del deportista

A menudo se hace referencia al desayuno como "la comida
más importante del día". Sin embargo, en el ajetreo y el bullicio
de la vida moderna, muchas personas lo descuidan o lo saltan
por completo, incluso entre los deportistas.
Pero, ¿por qué es tan importante el desayuno,
especialmente para quienes realizan actividad física?
Profundicemos en la importancia de esa primera comida y
descubramos cómo puede influir en el rendimiento, la recuperación
y la salud en general.

## 1. El papel energético del desayuno

Después de un ayuno nocturno, las reservas de glucógeno del
cuerpo comienzan a agotarse. El glucógeno es la principal
fuente de energía para los músculos y, sin un suministro
suficiente, el rendimiento puede verse afectado. Al tomar
un desayuno rico en carbohidratos, los atletas pueden reponer
estas reservas, asegurando energía estable para los
entrenamientos o competiciones matutinos.

## 2. Estimulación del metabolismo

Comer por la mañana también puede ayudar a acelerar el
metabolismo. Después de una noche de descanso, el metabolismo
se ralentiza de forma natural. Al consumir un desayuno nutritivo, el
cuerpo recibe la señal de que es hora de despertarse y
comenzar a quemar calorías, lo que puede ser beneficioso para
el control del peso.

## 3. Concentración y función cognitiva

El cerebro necesita glucosa para funcionar correctamente.
Un desayuno equilibrado puede aportar esta glucosa tan esencial,
mejorando la concentración, la memoria y la toma de decisiones.
Para los atletas, esto puede traducirse en una mejor estrategia
de juego, una reacción más rápida y una mejor coordinación.

## 4. Prevención de lesiones

Un desayuno adecuado también puede contribuir a prevenir
lesiones. Cuando el cuerpo está bien nutrido, está mejor
preparado para afrontar las exigencias físicas del
entrenamiento. Además, ciertos nutrientes, como el calcio
y la vitamina D, que se pueden obtener de alimentos comunes
para el desayuno como la leche o el yogur, son esenciales para la
salud ósea.

## 5. La importancia de las proteínas

Para los deportistas, la ingesta de proteínas en el desayuno es
crucial. La proteína ayuda con la reparación y el crecimiento de
los músculos, y consumir proteínas por la mañana puede ayudar
a aumentar la síntesis de proteínas musculares a lo largo del
día. Opciones como huevos, requesón o batidos de proteínas
son excelentes opciones.

## 6. Micronutrientes esenciales

El desayuno también es una oportunidad para obtener vitaminas y minerales esenciales. Las frutas, los cereales fortificados, las nueces y las semillas pueden proporcionar una variedad de nutrientes que respaldan la salud general y el rendimiento deportivo.

## 7. Regularidad de las comidas

Desayunar regularmente también puede ayudar a regular el apetito a lo largo del día. Esto puede evitar comer en exceso más tarde durante el día y ayudar a mantener un peso corporal saludable.

# ZOOMURLA

## COMPOSICIÓN

## GRASAS

## ALIMENTO:

Las grasas dietéticas se componen principalmente
de triglicéridos, que son moléculas formadas por tres
ácidos grasos unidos a una molécula de glicerol. Estos
ácidos grasos pueden ser saturados, monoinsaturados
o poliinsaturados, y cada tipo tiene diferentes efectos sobre la
salud. La digestión de las grasas comienza en el estómago
con la acción de la enzima lipasa, que descompone los
triglicéridos en ácidos grasos y glicerol. Luego, estos componentes
se absorben en el intestino delgado y se utilizan como
fuente de energía, se almacenan como grasa corporal o se
incorporan a diversas estructuras celulares.

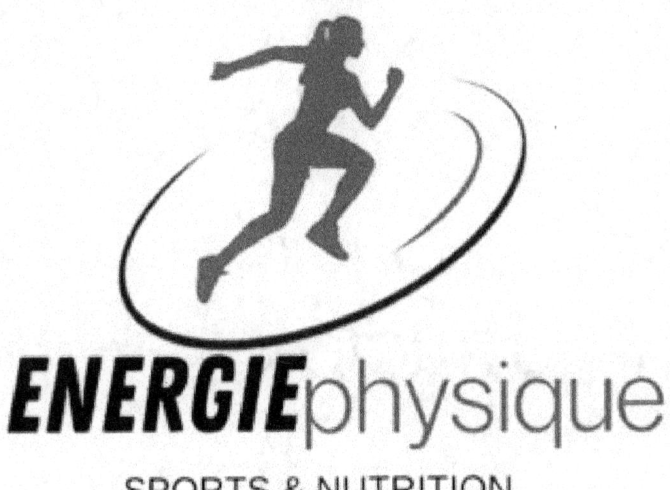



# ALIMENTATION DE CHAMPION

# MÓDULO 7

---

# NUTRICIÓN ATLÉTICO AVANZADO : RENDIMIENTO MÁXIMO

# RESUMEN

## 01

### Introducción

## 02

### Entendiendo la nutrición
### Deportista avanzada

## 03

### Estrategias avanzadas para
### Mejorar el rendimiento

# 04

## Adaptar la comida a
## Objetivos específicos

# 05

## Desafíos y mitos sobre la nutrición
## Deportista avanzada

# INTRODUCCIÓN :

La nutrición deportiva ha evolucionado mucho más allá de lo
básico de llevar una dieta equilibrada y mantenerse
hidratado. Con el avance de la ciencia y la investigación,
se han desarrollado estrategias avanzadas para ayudar a los
atletas a maximizar su rendimiento. En este módulo,
profundizaremos en estas técnicas y descubriremos cómo una
nutrición óptima puede conducir a resultados excepcionales.

# ENTIENDELO

## NUTRICIÓN DEPORTIVA

# AVANZADO

Introducción :

La nutrición suele considerarse el cuarto pilar del entrenamiento,
junto con el entrenamiento físico, el entrenamiento mental y
el descanso. Para un deportista comer bien no es sólo una
cuestión de salud, sino también de rendimiento. En el
competitivo mundo de los deportes, donde cada segundo
cuenta, una nutrición óptima puede marcar la diferencia
entre ganar y perder.

### 1. Nutrición: combustible para el deportista

### 1.1. Energía para entrenamiento y competición:

Cada movimiento, cada salto, cada sprint requiere
energía. Esta energía proviene de los alimentos que
comemos. Los carbohidratos, por ejemplo, son la principal
fuente de energía para el ejercicio de alta intensidad, mientras
que las grasas proporcionan energía para actividades de
baja intensidad y larga duración.

### 1.2. Calidad sobre cantidad:

No se trata sólo de comer mucho, sino de comer bien. Los
alimentos ricos en nutrientes no sólo proporcionan
energía, sino también vitaminas, minerales y antioxidantes
esenciales que ayudan en la recuperación y la prevención de
lesiones.

2. Apoyar el crecimiento y la reparación muscular 2.1.
Proteínas: los componentes básicos:

Después de un entrenamiento intenso, los músculos
experimentan microdesgarros. La proteína juega un papel
crucial en la reparación de estos desgarros, ayudando a
fortalecer y desarrollar masa muscular.

2.2. El tiempo es esencial:

La ventana post-entrenamiento, típicamente de 30 minutos
a 2 horas después del ejercicio, se considera el momento
óptimo para consumir proteínas para maximizar la
síntesis de proteínas musculares.

3. Fortalecer el sistema inmunológico 3.1.
El impacto del entrenamiento intensivo:

El entrenamiento intenso puede debilitar temporalmente el
sistema inmunológico, haciendo que el deportista sea más
susceptible a las infecciones. Una nutrición adecuada,
rica en vitaminas y minerales, puede ayudar a fortalecer
las defensas naturales del organismo.
3.2. Superalimentos para deportistas: alimentos
como bayas, espinacas, nueces y semillas son ricos en
antioxidantes y pueden ayudar a combatir la inflamación,
promoviendo una recuperación más rápida.

4. Prevenir lesiones y fatiga 4.1. Minerales
esenciales:

El calcio y la vitamina D son esenciales para la salud ósea,
mientras que el magnesio y el potasio ayudan a prevenir los
calambres musculares.
4.2. Hidratación: la clave del rendimiento: el agua
no sólo es esencial para la vida; también juega un papel crucial
en el rendimiento deportivo.
Una hidratación adecuada ayuda a prevenir la
deshidratación, que puede provocar fatiga prematura
y reducción del rendimiento.

4.2. Hidratación: la clave del rendimiento:

El agua no sólo es esencial para la vida; también juega un
papel crucial en el rendimiento deportivo.
Una hidratación adecuada ayuda a prevenir la
deshidratación, que puede provocar fatiga prematura
y reducción del rendimiento.

# ESTRATEGIAS AVANZADAS POURBOOSTERLA RENDIMIENTO: L ARTE DESNUTRICIÓN OBJETIVO

En el mundo del deporte, la diferencia entre un buen deportista y un gran deportista suele estar en los detalles. Si bien la mayoría de los atletas siguen dietas equilibradas, aquellos que buscan sobresalir suelen ir más allá y adoptar estrategias nutricionales avanzadas para maximizar cada gramo de rendimiento. Estas estrategias, basadas en investigaciones científicas sólidas, pueden ofrecer una ventaja competitiva decisiva.

1. Periodización nutricional: Alinear con los ciclos de entrenamiento 1.1. ¿Qué es la periodización nutricional?

La periodización nutricional es el arte de ajustar la ingesta de alimentos en función de los ciclos de entrenamiento. Reconoce que las necesidades nutricionales de un deportista no son estáticas, sino que evolucionan según las fases del entrenamiento, ya sea pretemporada, temporada competitiva o período de recuperación.

1.2. Como funciona ?

Durante las fases de entrenamiento intensivo, un atleta puede aumentar su ingesta de carbohidratos para mantener altos niveles de energía. Por el contrario, durante los períodos de recuperación o de baja intensidad, la atención podría centrarse en las proteínas para ayudar con la reparación muscular.

## 2. Suplementación estratégica: más allá de la dieta básica 2.1. Los

fundamentos de la suplementación:

La suplementación nunca debe sustituir una dieta equilibrada. Sin embargo, en determinadas situaciones, los suplementos pueden proporcionar beneficios ergogénicos que pueden ayudar a mejorar el rendimiento o la recuperación.

### 2.2. ¿Qué suplementos y por qué?

- Creatina: Conocida por mejorar la potencia y la fuerza muscular, la creatina es uno de los suplementos más estudiados y eficaces para los atletas de fuerza.

- Beta-alanina: Puede ayudar a retrasar la fatiga muscular, especialmente durante esfuerzos de alta intensidad.

- Cafeína: Un estimulante muy conocido, la cafeína puede mejorar la resistencia y la concentración.

- BCAA (aminoácidos de cadena ramificada): pueden ayudar con la recuperación muscular y reducir la fatiga.

# TÉCNICAS DE OPTIMIZACIÓN NUTRICIONAL: A ENFOQUE DIRIGIDO A MAXIMIZA EL RENDIMIENTO

1. Nutrición dirigida en torno al entrenamiento: el
el tiempo lo es todo

1.1. Antes del entrenamiento: preparación de combustible

Consumir carbohidratos complejos de 2 a 3 horas antes del entrenamiento
puede proporcionar una fuente sostenible de energía. Agregar una
fuente de proteína también puede ayudar a prevenir la
degradación muscular durante el ejercicio.

1.2. Durante el entrenamiento: Apoya el esfuerzo

Para sesiones de entrenamiento prolongadas, consumir
carbohidratos simples puede ayudar a mantener los niveles de energía. Las
bebidas con electrolitos también pueden ayudar a compensar la pérdida
de minerales provocada por la sudoración.

1.3. Post-entrenamiento: Recuperación y reconstrucción

Una combinación de carbohidratos y proteínas después del
entrenamiento puede ayudar a reponer las reservas de glucógeno y reparar los
músculos. Los aminoácidos de cadena ramificada (BCAA) también pueden ser
beneficiosos para la recuperación muscular.

2. Ayuno intermitente y rendimiento: un enfoque revolucionario
2.1. ¿Qué es el

ayuno intermitente?

El ayuno intermitente implica alternar períodos de ayuno y alimentación. Los métodos populares incluyen el ayuno 16/8 (ayunar durante 16 horas y comer durante un período de 8 horas) y el ayuno 5:2 (comer normalmente durante 5 días y reducir significativamente la ingesta de calorías durante 2 días).

2.2. Beneficios para los deportistas

El ayuno intermitente puede ayudar a mejorar la composición corporal, reduciendo la grasa corporal y preservando la masa muscular. También puede mejorar la sensibilidad a la insulina, promover la salud celular y aumentar la producción de la hormona del crecimiento, que es beneficiosa para la recuperación.

2.3. Precauciones a tomar

Aunque el ayuno intermitente puede ofrecer muchos beneficios, es fundamental abordarlo con precaución.
Los atletas deben asegurarse de consumir suficientes nutrientes durante sus períodos de alimentación y deben consultar a un nutricionista o entrenador para determinar si este enfoque es adecuado para sus necesidades específicas.

# DESAFÍO Y MITOS

## NUTRICIÓN DEPORTIVA AVANZADO: POR SEPARADO REALIDAD FACTUAL

1. Desmitificando las dietas de moda: 1.1.
Dieta cetogénica (keto):

La dieta cetogénica alta en grasas y baja en carbohidratos
ha ganado popularidad por sus supuestos beneficios para
la pérdida de peso. Aunque puede ser beneficioso para
determinadas poblaciones, como las personas con
epilepsia, se debate su eficacia para los deportistas.
Algunos atletas pueden experimentar una caída de
energía porque los carbohidratos son una fuente rápida de
energía. Sin embargo, para los deportes de resistencia,
algunos encuentran beneficios en la quema de grasa
como combustible principal.

1.2. Dieta paleo:

La dieta Paleolítica se centra en comer alimentos
que habrían comido nuestros ancestros cazadores-recolectores.
Aunque aboga por una dieta no procesada, rica en
proteínas y vegetales, excluye ciertos grupos de alimentos
como los cereales y los productos lácteos. Para los atletas, esto
puede significar perder fuentes esenciales de carbohidratos
y calcio.

2. La verdad sobre los carbohidratos:
2.1. Carbohidratos: ¿amigos o enemigos?

Los carbohidratos a menudo han sido demonizados, especialmente con la aparición de dietas bajas en carbohidratos. Sin embargo, son la principal fuente de energía del cuerpo, especialmente durante el ejercicio de alta intensidad. Los atletas necesitan carbohidratos para reponer sus reservas de glucógeno y favorecer su rendimiento.

2.2. Calidad sobre cantidad:

No todos los carbohidratos son iguales. Los carbohidratos complejos, como los cereales integrales, proporcionan una liberación de energía más lenta y son ricos en fibra, vitaminas y minerales. Por otro lado, los carbohidratos simples, que a menudo se encuentran en los dulces, pueden provocar picos de azúcar en la sangre.

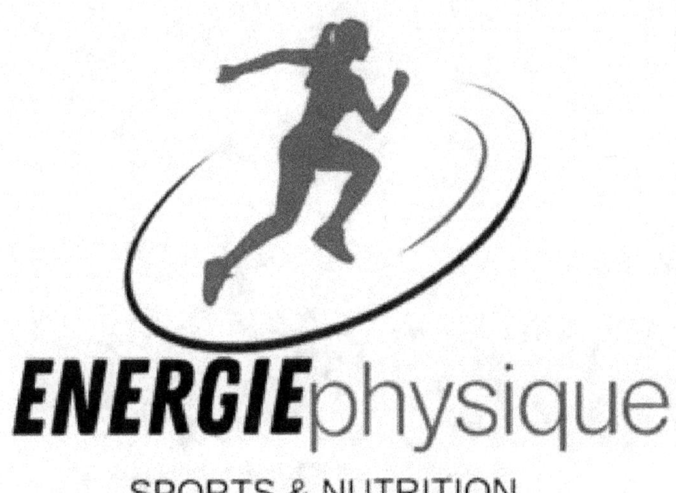



# ALIMENTATION DE CHAMPION

## BONIFICACIONES

---

# ALIMENTO Y ACTIVIDAD FÍSICA: LA DÚO GANADOR

# RESUMEN

---

## 01

## Sinergia entre Nutrición y
Capacitación

## 02

## Planificación dietética para el
deportista

## 03

## Consejos nutricionales para
un rendimiento óptimo

# SINERGIA ENTRE NUTRICIÓNY CAPACITACIÓN

La interacción entre dieta y rendimiento deportivo

La nutrición es un pilar fundamental del rendimiento deportivo. Va más allá de simplemente proporcionar la energía necesaria para la actividad física, sino que también influye en cómo el cuerpo responde al entrenamiento, se repara y crece. La dieta de un atleta es como el combustible de un coche de carreras: la calidad del combustible determina el rendimiento del coche en la pista.

Cada macronutriente desempeña un papel específico en el apoyo al rendimiento deportivo. Los carbohidratos, por ejemplo, son la principal fuente de energía para el ejercicio de alta intensidad. La proteína, por otro lado, es esencial para la reparación y el crecimiento muscular. La grasa, aunque a menudo se pasa por alto, proporciona una fuente sostenible de energía, especialmente para el ejercicio de resistencia de intensidad baja a moderada.

Pero más allá de los macronutrientes, los micronutrientes como las vitaminas y los minerales también desempeñan un papel crucial. Ayudan con la producción de energía, la contracción muscular, la coagulación de la sangre y la salud ósea, por nombrar algunos.

## 1.2. Cómo influye la dieta en la capacidad de entrenamiento

La dieta puede ser el factor determinante que permita a
un deportista llevar su cuerpo al límite durante el
entrenamiento. Una nutrición inadecuada puede provocar
fatiga prematura, reducir la capacidad de un atleta para
entrenar a alta intensidad y aumentar el riesgo de lesiones.

El horario de las comidas también es crucial.
Comer carbohidratos antes de entrenar puede proporcionar la
energía necesaria para sesiones más intensas.
Después del entrenamiento, consumir proteínas y carbohidratos
puede acelerar la recuperación al reponer las reservas de
glucógeno muscular y favorecer la reparación muscular.

Además, incluso una deshidratación leve puede tener un
impacto significativo en el rendimiento. Por eso es fundamental
beber lo suficiente antes, durante y después del entrenamiento.

## 1.3. La importancia de la nutrición en la recuperación post-entrenamiento

La recuperación es un aspecto del entrenamiento que a
menudo se pasa por alto, pero es tan crucial como el
entrenamiento en sí. Sin una recuperación adecuada,
el progreso puede ser lento y aumenta el riesgo de lesiones.

La nutrición juega un papel central en esta fase de recuperación. Inmediatamente después del entrenamiento, el cuerpo se vuelve especialmente receptivo a los nutrientes. Esto se llama la "ventana anabólica". Durante este período, el consumo de proteínas y carbohidratos puede maximizar la síntesis de proteínas musculares y reponer rápidamente las reservas de glucógeno.

Los aminoácidos de cadena ramificada (BCAA) que se encuentran en las proteínas son particularmente beneficiosos para la recuperación. Pueden reducir la degradación muscular y aumentar la síntesis de proteínas.

En conclusión, la sinergia entre nutrición y entrenamiento es innegable. Una nutrición adecuada puede mejorar el rendimiento, aumentar la capacidad de entrenamiento y acelerar la recuperación. Para un atleta, comprender y aplicar estos principios puede marcar la diferencia entre un buen desempeño y un desempeño excepcional.

# PLANIFICACIÓN
# COMIDA PARA
# ¡ ATLETA

Los fundamentos de una dieta adecuada para el entrenamiento

La dieta de un deportista no se trata sólo del consumo de
calorías. Esta es una estrategia bien pensada diseñada para
apoyar el entrenamiento, mejorar el rendimiento y
ayudar a la recuperación. Las necesidades nutricionales varían
según el tipo de deporte, la intensidad del entrenamiento,
la duración de la actividad y los objetivos
individuales del deportista.

En primer lugar, los macronutrientes (carbohidratos, proteínas y
lípidos) son los pilares de la nutrición deportiva. Los carbohidratos
son la principal fuente de energía para el ejercicio de alta
intensidad. Las proteínas favorecen la reparación y el
crecimiento de los músculos, mientras que los lípidos proporcionan
una fuente sostenible de energía para las actividades de
resistencia.

Sin embargo, la calidad de las fuentes de estos
macronutrientes es fundamental. Favorezca los carbohidratos
complejos como cereales integrales, legumbres y
verduras, en lugar de azúcares simples. Las mejores
proteínas son las que se encuentran en las carnes magras,
las aves, el pescado, los huevos y los productos lácteos. Las
grasas deben provenir principalmente de fuentes insaturadas,
como aceites vegetales, nueces, semillas y pescados grasos.

Comida previa al entrenamiento: maximizar la energía y la
concentración

La comida previa al entrenamiento tiene un impacto directo
en el rendimiento. Proporciona la energía necesaria
para el entrenamiento y puede influir en la concentración
mental. Lo ideal es una comida bien equilibrada,
consumida 2 o 3 horas antes del entrenamiento. Debe ser
alto en carbohidratos para reponer las reservas de
glucógeno, moderado en proteínas y bajo en grasas para ayudar
a la digestión.

Los alimentos con un IG (índice glucémico) bajo o moderado,
como la avena, el arroz integral o las batatas, pueden
proporcionar una liberación constante de energía. Evita los
alimentos grasos o picantes, ya que pueden provocar molestias
digestivas durante el entrenamiento.
También se puede consumir un pequeño refrigerio rico
en carbohidratos, como un plátano o una barrita energética, 30
minutos antes del entrenamiento para proporcionar un
rápido impulso de energía.

Comidas post-entrenamiento: apoyando la recuperación y el
crecimiento muscular

Después de un entrenamiento intenso, el cuerpo se encuentra
en un estado catabólico, lo que significa que descompone el
tejido muscular para proporcionar energía. Para revertir este
proceso y entrar en un estado anabólico, donde el cuerpo
desarrolla y repara los músculos, es fundamental una
nutrición adecuada después del entrenamiento.
Los 30 minutos a 2 horas siguientes al entrenamiento son

a menudo llamada la "ventana anabólica". Durante este período,
el cuerpo es particularmente receptivo a los nutrientes.
Se recomienda una mezcla de carbohidratos y proteínas. Los
carbohidratos reponen las reservas de glucógeno agotadas,
mientras que las proteínas proporcionan los aminoácidos
necesarios para la reparación y el crecimiento muscular.

Los estudios han demostrado que lo ideal es una
proporción de 3:1 o 4:1 de carbohidratos a proteínas.
Una bebida recuperadora, un batido o una comida equilibrada
pueden aportar estos nutrientes

# CONSEJO NUTRICIONALPARA UNA ACTUACIÓN ÓPTIMO

Nutrientes clave para aumentar la energía y la resistencia.

La energía y la resistencia son dos elementos esenciales para cualquier deportista, ya sea corredor de fondo, ciclista o futbolista. Para maximizar estos dos componentes, es fundamental comprender e integrar ciertos nutrientes en su dieta.

Carbohidratos: Son la principal fuente de energía de los músculos durante el ejercicio. Los carbohidratos complejos, como los cereales integrales, las legumbres y las verduras, proporcionan una liberación lenta y constante de energía, ideal para actividades de resistencia.

Proteína: Esencial para la reparación y el crecimiento muscular, la proteína también desempeña un papel en la producción de energía, especialmente durante el ejercicio prolongado cuando se agotan las reservas de glucógeno.

Lípidos: Las grasas, especialmente las insaturadas, son una fuente concentrada de energía. Son esenciales para actividades de resistencia a largo plazo.

Hierro: este mineral juega un papel crucial en el transporte de oxígeno a los músculos. La deficiencia de hierro puede provocar fatiga prematura.

Magnesio: Es esencial para la producción de energía y la contracción muscular. Una dieta rica en

Los vegetales verdes, las nueces y las semillas pueden ayudar a asegurar una ingesta adecuada.

Suplementos dietéticos: Mitos y realidades

Con el auge de la cultura del fitness, el mercado de suplementos dietéticos se ha disparado. Sin embargo, no todos los suplementos son iguales y es esencial desacreditar algunos conceptos erróneos comunes.

Proteína en polvo: Aunque son útiles para quienes tienen dificultades para satisfacer sus necesidades de proteínas a través de la dieta, no son necesarias para todos. Una dieta equilibrada a menudo puede proporcionar suficientes proteínas.

Creatina: uno de los suplementos más estudiados, la creatina puede mejorar el rendimiento en actividades de alta intensidad y corta duración.

Sin embargo, no es beneficioso para actividades de resistencia.

BCAA: los aminoácidos de cadena ramificada pueden favorecer la recuperación muscular, pero su eficacia aún se debate.

Vitaminas y minerales: si tienes una dieta equilibrado, probablemente no necesite suplementos. Sin embargo, algunos deportistas pueden beneficiarse de una suplementación específica, especialmente si presentan deficiencias.

Hidratación: el papel crucial del agua en el rendimiento deportivo

El agua suele pasarse por alto cuando se trata de nutrición deportiva, pero es esencial para el rendimiento. Regula la temperatura corporal, lubrica las articulaciones y transporta nutrientes a las células.

La deshidratación, incluso leve, puede tener un impacto significativo en el rendimiento. Puede provocar un aumento de la temperatura corporal, una disminución de la fuerza muscular y una reducción de la resistencia.

Por tanto, es fundamental beber regularmente antes, durante y después del ejercicio. El color de la orina es un buen indicador de hidratación: la orina clara indica buena hidratación, mientras que la orina oscura sugiere deshidratación.

En conclusión, una nutrición óptima es mucho más que simplemente consumir calorías. Es una combinación de una dieta equilibrada, una hidratación adecuada y, en algunos casos, una suplementación sensata. Al comprender y aplicar estos principios, los atletas pueden maximizar su rendimiento y alcanzar sus objetivos deportivos.

MENÚ DEL LUNES

2100 CALORÍAS

ejemplo de comida

# Desayuno

Café o té dulce

Pan 80 g + mantequilla 10 g

Queso 30g

# Comida

Ensalada de patatas 100g

Pierna de pierna a la plancha 100g

Judías verdes salteadas 200g 1

yogur natural 1

pera

Pan 40g

# Cena

Ensalada de tomate 100g

Bacalao al horno 100g

Arroz al curry 200g

Queso 30g

Pan 40g

Aceite de girasol 10g o 2 cucharaditas.

MENÚ DEL MARTES

2100 CALORÍAS

ejemplo de comida

# Desayuno

Café o té dulce

Pan 60g

Jamón 40g 1

yogur natural

# Comida

Verduras mixtas 100g

Ternera asada 100g

Espinacas 200g

Camembert 30g 3

a 4 albaricoques

Pan 50g

# Cena

Rábano

100g 2 huevos fritos

Pasta de tomate 200 g

Requesón 100g

1 molde de compota 150g

Pan 50g

ejemplo de comida

# Desayuno

Café o té dulce

Pan 60g mantequilla 10g

Requesón 150 g 100 ml

de zumo de pomelo fresco

# Comida

Vinagreta de apio 100g

Brocheta de ternera 100g

Ñoquis200g 1

manzana acaramelada

Pan 50g

# Cena

Remolacha 100g

Filete de merlán al limón 100g

Tomates provenzales 200g

Camembert 30g 1

plátano pequeño

Pan 50g

Merienda por la tarde si es necesario

MENÚ DEL JUEVES

2100 CALORÍAS

ejemplo de comida

# Desayuno

1 bol de ½ leche desnatada 300ml

Copos de maíz 40g

Pan 30g 1

huevo cocido

# Comida

Espárragos 100g

Chuleta 100g

Patatas fritas 200g 1 yogur natural 1

bol de fresas 200g

Pan 40g

# Cena

Ensalada verde con cebollino

1 loncha de jamón blanco 60g

Acelgas al vapor 200g 1

tartaleta

Pan 30g

Merienda si es necesario

MENÚ DEL VIERNES
2100 CALORÍAS
ejemplo de comida

# Desayuno

Café o té dulce

1⁄2 leche desnatada 200ml

1 vaso de zumo de naranja natural

100 g de pan + 10 g de mantequilla

# Comida

Ensalada verde

Filete de merlán a la plancha 100g

Pisto 200g

Queso 30g

1 molde de melocotones en almíbar 150g

Pan 50g

# Cena

Vinagreta de coliflor 100g

Pollo asado 100g

Fideos 200g

Queso 30g 1

naranja

Pan integral 50g

MENÚ DEL SÁBADO

2100 CALORÍAS

ejemplo de comida

# Desayuno

Café o té dulce 100

ml de zumo de naranja natural

60 g de pan + 10 g de mantequilla

2 quesos suizos pequeños

# Comida

Vinagreta de pepinos 100g
Estofado picado + salsa de

chalota 100g

Arroz 200g

1 molde de flan 150g

Pan integral 40g

# Cena

Salchicha 50g o 5 lonchas finas 1 huevo
cocido
escarola estofada

Requesón 100g 1 bol

de fresas dulces 200g

Pan integral 40g

Merienda a las 4 p.m. si es necesario o se

desea:

2 piezas de fruta o 2 cuadritos de chocolate

MENÚ DEL DOMINGO

2100 CALORÍAS

## ejemplo de comida

# Desayuno

Desayuno
Café o té dulce

1⁄2 leche desnatada 200ml

2 croissants 1

zumo de naranja natural

# Comida

Ensalada verde 100g

Filete de falda 100g

Salsifí 200g de zanahoria 1

yogur 15
cerezas

Pan integral 30g

# Cena

Ensalada de escarola 100g

Cerebro de cordero 100g

Delfinois gratinado 200g

Pan integral 30g 1

rodaja de melón 200g

Merienda si es

necesario fruta o 10 multas

MENÚ DEL LUNES

2800 CALORÍAS

## ejemplo de comida

# Desayuno

Café o té dulce

½ leche desnatada: 200

ml 2 a 3 rebanadas de pan integral o cereales o bizcochos con fibra+mantequilla

1 yogur natural o (y) una naranja

# Comida

Ensalada de arroz 100 gramos
Solomillo a la plancha 100 gramos
Judías verdes salteadas 200 g
Queso 40g
1 pan de pera 80 g

# Cena

Ensalada de tomate 100g
Dorada al horno 100g
Patatas al perejil 200g
Queso 40 g 1
molde de melocotones en almíbar 150 g
Pan 80g

Merienda

1 fruta fresca o un puñado de almendras 1 cuadrito de chocolate negro 72%

MENÚ DEL MARTES

2800 CALORÍAS

ejemplo de comida

# Desayuno

Café o té dulce

Queso 40g

Pan 100g Mantequilla

15g 100 ml zumo de naranja exprimido

# Comida

Pepinos con menta 100g

Ternera asada 100g

1 hojaldre 4 ciruelas

Pan 50g

# Cena

Zanahorias ralladas 100g

Tortillas de hierbas: 2 huevos

Espinacas 200g

1 yogur natural 1

molde de compota 150g

Pan 50g

merienda de 2 frutas

Café o té verde

MENÚ DEL MIÉRCOLES

2800 CALORÍAS

## ejemplo de comida

# Desayuno

Café o té dulce

Pan 60g mantequilla 10g

Requesón 150 g 100 ml

de zumo de pomelo fresco

# Comida

Tabulé 100g

Comida cruda a voluntad

Alimentos con almidón 300 g de pasta o pizza o arroz

# Cena

Ensalada verde

Rosbif 100g

Arroz en jugo 200g

Queso 40g

1 molde de peras en almíbar 150 a 200 g

Pan 80g

Merienda 2

clementinas 1

cuadrito de chocolate negro 72%

MENÚ DEL JUEVES

2800 CALORÍAS

## ejemplo de comida

# Desayuno

Café o té dulce

Bizcochos de fibra 100 g + mantequilla
15
g ½ Pomelo

# Comida

Pollo al limón 150g

Patatas panaderas 200g 1 yogur natural

1 brugnon

Pan 80g

# Cena

Rábano 100g

estofado picado 100g

Corazones de lechuga estofados 200g

Pan integral 80 g

Merienda 2

clementinas 1

puñado de almendras

MENÚ DEL VIERNES

2800 CALORÍAS

## ejemplo de comida

# Desayuno

Café o té dulce

Queso 40g

Pan 100 g + mantequilla 15 g

1 molde de compotas 150 g

# Comida

Ensalada de patatas 100g

rodaballo estofado 100g

Tomates provenzales 200g

1 bol de fresas 200 g

Pan integral preferiblemente 80 g

# Cena

Vinagreta de apio 100 g 2

huevos fritos

Arroz con tomate 200 g

1 yogur natural

1 molde de frutas variadas 150 g

Merienda

2 cuadritos de chocolate 72%

Un puñado de almendras

Equivalente alimentario 100 g

de carne = 1 filete o 1 chuleta de pollo o 150 g de pescado o 2 huevos

MENÚ DEL SÁBADO

2800 CALORÍAS

ejemplo de comida

# Desayuno

Café o té sin azúcar 1

huevo cocido 1

yogur natural

80 g de pan + 15 g de mantequilla

1 melocotón cocido

# Comida

Ensalada verde 100g
Lomo de cerdo 100 g
Endibias estofadas 200g
Requesón 100 g
1 bol de frambuesas 200g
Pan 80g

# Cena

Ensalada mixta de verduras crudas 100g
Pastel de pastor 400g
Queso 30g
1 molde de cerezas en almíbar 150 g
Pan integral 80g

bocadillo

Una manzana y una mandarina

MENÚ DEL DOMINGO

2800 CALORÍAS

ejemplo de comida

# Desayuno

Café o té dulce

Pan 100 g + mantequilla 15 g
Cereales 50 g 1
fruta pura Zumo de naranja

# Comida

salmón ahumado 50g
Costillar a la parrilla 100g
Patatas fritas 200g
Queso 40g 1
masa
Pan 60g

# Cena

Espárragos 100g
Jamón blanco 80 g
Coliflor salteada 200g 1
bol de fresas o frambuesas 200g

pan 60 gramos

Merienda
Una o dos frutas...